中华精品药膳制作

范文昌 · 主编

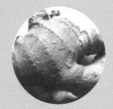

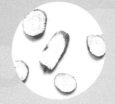

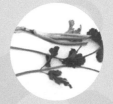

化学工业出版社

·北京·

本书的内容主要包括：精品药膳中常用中药材，介绍了常用中药材90余种（来源、性味、归经、功能应用、用法用量、按语等），其中药食同源的药物在药名后面用"*"标识；精品药膳中常用食材，介绍了常用食材20余种（来源、性味、归经、功能应用、用法用量、按语等）；精品药膳制作基本操作，包括药膳原料的准备、药膳制作方法；精品药膳（药食同源、药材、食材、操作步骤、功效应用、按语），包括四物鸡汤、四君子鸭、十全大补汤等110余精品药膳。本书传承了古方验方的精华，结合现代的口感搭配，既保留了经典验方的有效性，也更贴合现今社会的饮食习惯，可以更好地发挥药膳食疗的养生功用。

本书适合中医养生、中医保健、中药、食品、营养、烹饪等专业爱好者阅读；可作为高等院校药膳学、中医药膳食疗学、中药与药膳食疗技术、中医药膳、药食两用中药及药膳、食辅药疗与保健品等相关专业课程的教材，及"中医药膳制作""食疗调理师"等工种技能培训教材。

图书在版编目（CIP）数据

中华精品药膳制作 / 范文昌主编. —北京：化学
工业出版社，2019.7（2023.1重印）
ISBN 978-7-122-34225-6

I.①中… II.①范… III.①食物疗法-食谱 IV.
①R247.1②TS972.161

中国版本图书馆 CIP 数据核字（2019）第 058316 号

责任编辑：窦 臻 李 瑾　　　　装帧设计：史利平
责任校对：宋 夏

出版发行：化学工业出版社（北京市东城区青年湖南街 13 号　邮政编码 100011）
印　　装：涿州市般润文化传播有限公司
710mm×1000mm　1/16　印张 10¼　字数 170 千字　2023 年 1 月北京第 1 版第 3 次印刷

购书咨询：010-64518888　　售后服务：010-64518899
网　　址：http://www.cip.com.cn
凡购买本书，如有缺损质量问题，本社销售中心负责调换。

定　　价：49.80 元

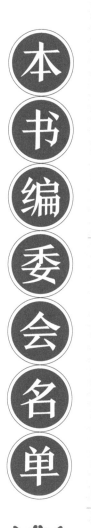

本书编委会名单

主审 梅全喜

主编 范文昌

副主编（按姓氏笔画排列）

王丹
龙文醒
付康丽
许良葵
曾姿霈
黎荣辉

编委（按姓氏笔画排列）

王丹 范文昌
龙文醒 易少凌
付康丽 莫妙玲
许良葵 曾姿霈
余泽君 蔡丽华
张曼婷 黎荣辉
张颖琪

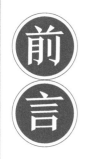

前言

　　药膳是在中医药理论指导下，利用食材本身或者在食材中加入特定的中药材，使之具有调整人体脏腑阴阳气血生理机能以及色、香、味、形的特点，适用于特定人群的食品，包括菜肴、汤品、面食、米食、粥、茶、酒、饮品、果脯等。药膳是膳食的一种特殊形式，它既是中医中药不可分割的组成部分，又是中国烹饪文化的重要组成部分，历史悠久，源远流长。食疗，是利用食物的特性，通过一定的烹饪方法，达到保健康复、辅助治疗疾病、恢复人体健康的一种方法。药膳制作是在中医学、中药学、营养学、烹饪学等学科理论指导下，将中药与相应食物、调味品相配伍，采用传统烹调技术与现代科学方法进行膳食操作。

　　本书的内容主要包括：第一章精品药膳中常用中药材，介绍了常用中药材90余种（来源、性味、归经、功能应用、用法用量、按语等），其中药食同源的药物在药名后面用"×"标识；第二章精品药膳中常用食材，介绍了常用食材20余种（来源、性味、归经、功能应用、用法用量、按语等）；第三章精品药膳制作基本操作，包括药膳原料的准备、药膳制作方法；第四章精品药膳（药食同源、药材、食材、操作步骤、功效应用、按语），包括四物鸡汤、四君子鸭、十全大补汤等110余精品药膳。本书传承了古方验方的精华，结合现代的口感搭配，既保留了经典验方的有效性，也更贴合现今社会的饮食习惯，可以更好地发挥药膳食疗的养生功用。书中主要挑选道地性药材、食物性原料进行搭配，以不同的烹饪手法，呈现出色香味俱全的汤品、菜肴、粥品、饮品等形式。书中包含对药材及食物原料的功效性能及使用须知的解读，能够让广大读者在了解药膳方的基础上，更好地定位药膳方的适用人群。

本书适合中医养生、中医保健、中药、食品、营养、烹饪等专业爱好者阅读；可作为高等院校药膳学、中医药膳食疗学、中药与药膳食疗技术、中医药膳、药食两用中药及药膳、食辅药疗与保健品等相关专业课程的教材，及"中医药膳制作""食疗调理师"等工种技能培训教材。

警示：药膳属于食品范畴，严格意义上来讲，不能说药膳具有功效或者能治疗某种疾病，同时疾病要进行辨证用膳，本书所罗列药膳只是作为食品使用，如有疾病发生，建议求助相关医生进行诊治，以防延误病情。

本书在撰写与出版过程中得到了化学工业出版社的大力支持与帮助，在此表示最诚挚的谢意。

由于编者学术水平和编写能力有限，书中疏漏之处在所难免，恳请专家学者批评指正。

范文昌

2019 年 4 月 1 日

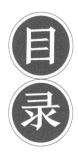

第一章　精品药膳中常用中药材

第二章　精品药膳中常用食材

第三章　精品药膳制作基本操作

第四章　精品药膳

一　汤品 /78

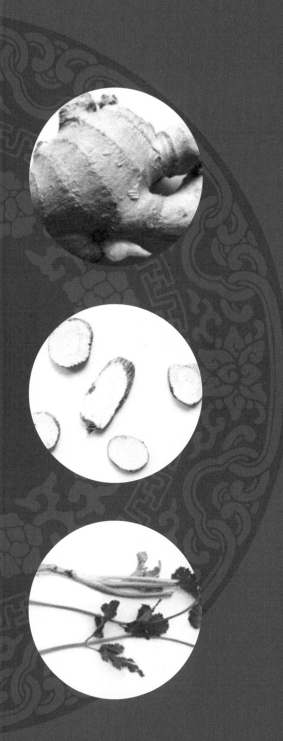

第一章

精品药膳中常用中药材

第一节
解表药

概念

凡以发散表邪、解除表证为主要功效的药物，称为解表药。

性能功效

本类药多具辛味，主入肺与膀胱经，性善发散，能使肌表之邪外散或从汗而解。主具发散解表功效，兼能宣肺、利水、透疹、祛风湿等。

适用范围

本类药主要适用于外感风寒或风热所致的恶寒、发热、头疼、身痛、无汗（或有汗）、脉浮等表证。部分药物还可用于咳喘、水肿、疹发不畅及风湿痹痛等。

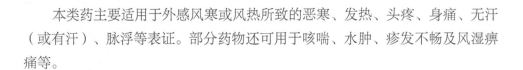

生姜 *

【来源】本品为姜科植物姜的新鲜根茎。

【性味】辛，微温。

【归经】归肺、脾、胃经。

【功能应用】解表散寒，温中止呕，化痰止咳，解鱼蟹毒。用于风寒感冒，胃寒呕吐，寒痰咳嗽，鱼蟹中毒。

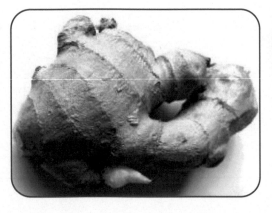

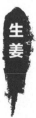
生姜

【用法用量】3~10克。

【按语】本品适用于多种呕吐，为"呕家圣药"；不可用干姜替代生姜使用。

白芷 ✱

【来源】本品为伞形科植物白芷或杭白芷的干燥根。

【性味】辛，温。

【归经】归胃、大肠、肺经。

【功能应用】解表散寒，祛风止痛，宣通鼻窍，燥湿止带，消肿排脓。用于感冒头痛，眉棱骨痛，鼻塞流涕，鼻衄，鼻渊，牙痛，带下，疮疡肿痛。

【用法用量】3～10克。

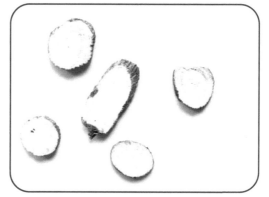
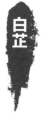

芫荽 ✱

【来源】本品为伞形科植物芫荽的带根全草。

【性味】辛，温。

【归经】归肺、脾、肝经。

【功能应用】发表透疹，消食开胃，止痛解毒。用于风寒感冒，麻疹透发不畅，食积，脘腹胀痛，呕恶，头痛，牙痛，丹毒，疮肿初起，蛇伤。

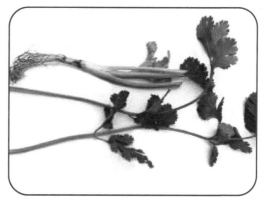

【用法用量】内服，煎汤，9～15克，鲜品15～30克；或捣汁。

【按语】❶疹出已透，或虽未透出而热毒壅滞，非风寒外束者禁服。❷不可多食，否则令人气虚。❸胃溃疡、脚气、口臭等患者及服用补药时不宜食用。❹芫荽不可久煎。

荆芥

【来源】本品为唇形科植物荆芥的干燥地上部分。

【性味】辛，微温。

【归经】归肺、肝经。

【功能应用】散风解表，透疹止痒，止血。用于感冒，头痛，麻疹，风疹，疮疡初起。炒炭治便血，崩漏，产后血晕。

【用法用量】5~10克。

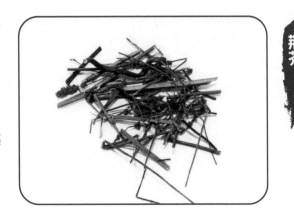

薄荷 *

【来源】本品为唇形科植物薄荷的干燥地上部分。

【性味】辛，凉。

【归经】归肺、肝经。

【功能应用】疏散风热，清利头目，利咽，透疹，疏肝行气。用于风热感冒，风温初起，头痛，目赤，喉痹，口疮，风疹，麻疹，胸胁胀闷。

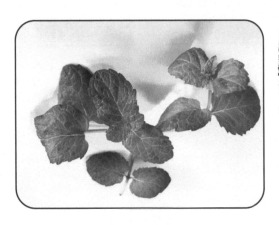

【用法用量】3~6克，入煎剂宜后下。

【按语】阳虚血燥，肝阳偏亢，表虚汗多者忌服。

桑叶 *

【来源】本品为桑科植物桑的干燥叶。

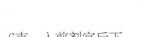

【性味】甘、苦，寒。

【归经】归肺、肝经。

【功能应用】疏散风热，清肺润燥，清肝明目。用于风热感冒，肺热燥咳，头晕头痛，目赤昏花。

【用法用量】5~10克。

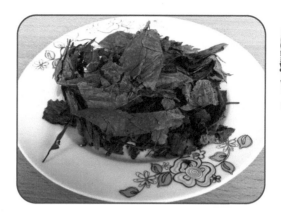

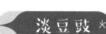

淡豆豉 *

【来源】本品为豆科植物大豆的成熟种子的发酵加工品。

【性味】辛、苦，凉。

【归经】归肺、胃经。

【功能应用】解表，除烦，宣发郁热。用于感冒，寒热头痛，烦躁胸闷，虚烦不眠。

【用法用量】6~12克。

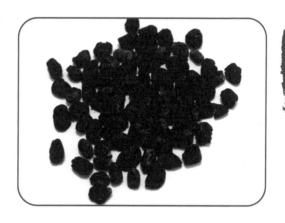

菊花 *

【来源】本品为菊科植物菊的干燥头状花序。药材按产地和加工方法不同，分为"亳菊""滁菊""贡菊""杭菊""怀菊"。

【性味】甘、苦，微寒。

【归经】归肺、肝经。

【功能应用】散风清热，平肝明目，清热解毒。用于风热感冒，头痛眩晕，目赤肿痛，眼目昏花，疮痈肿毒。

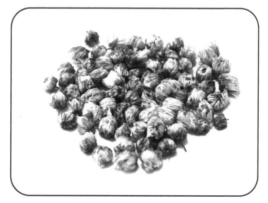

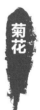

【用法用量】5~10克。

【按语】气虚胃寒，食少泄泻者慎用。

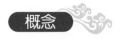
粉葛 ✳

【来源】本品为豆科植物
甘葛藤的干燥根。

【性味】甘、辛，凉。

【归经】归脾、胃经。

【功能应用】解肌退热，
生津止渴，透疹，升阳止
泻，通经活络，解酒毒。
用于外感发热头痛，项背
强痛，口渴，消渴，麻疹

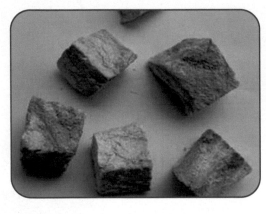

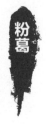
粉葛

不透，热痢，泄泻，眩晕头痛，中风偏瘫，胸痹心痛，酒毒伤中。

【用法用量】10~15g。

第二节
清热药

概念

凡药性寒凉，以清解里热为主要功效的药物，称为清热药。

性能功效

药性大多寒凉，少数平而偏凉，味多苦，或甘，或辛，或咸。主能清热、
泻火、凉血、解热毒、退虚热，兼能燥湿、利湿、滋阴、发表等。

适用范围

本类药主要适用于表邪已解、内无积滞的里热证，如外感热病高热、阴伤内热、湿热泻痢、温毒发斑、痈肿疮毒、阴虚潮热等。

决明子 ✳

【来源】本品为豆科植物决明或小决明的干燥成熟种子。

【性味】甘、苦、咸，微寒。

【归经】归肝、大肠经。

【功能应用】清热明目，润肠通便。用于目赤涩痛，羞明多泪，头痛眩晕，目暗不明，大便秘结。

【用法用量】9～15克。

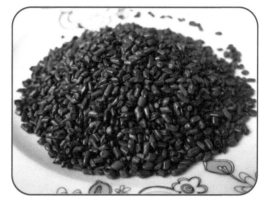

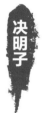
决明子

淡竹叶 ✳

【来源】本品为禾本科植物淡竹叶的干燥茎叶。

【性味】甘、淡，寒。

【归经】归心、胃、小肠经。

【功能应用】清热泻火，除烦止渴，利尿通淋。用于热病烦渴，小便短赤涩痛，口舌生疮。

【用法用量】6～10克。

【按语】无实火、湿热者慎服，体虚有寒者禁服。

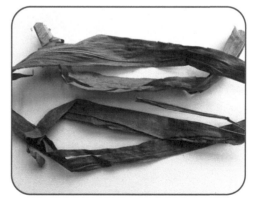

淡竹叶

夏枯草 *

【来源】本品为唇形科植物夏枯草的干燥果穗。

【性味】辛、苦，寒。

【归经】归肝、胆经。

【功能应用】清肝泻火，明目，散结消肿。用于目赤肿痛，目珠夜痛，头痛眩晕，瘰疬，瘿瘤，乳痈，乳癖，乳房胀痛。

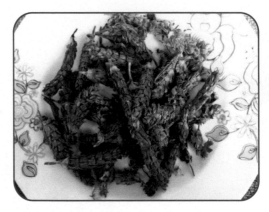

夏枯草

【用法用量】9~15克。

【按语】夏枯草可引起过敏反应，可导致接触性皮炎。

地黄

【来源】本品为玄参科植物地黄的新鲜或干燥块根。

【性味】鲜地黄：甘、苦，寒。生地黄：甘，寒。

【归经】归心、肝、肾经。

【功能应用】鲜地黄：清热生津，凉血，止血。用于热病伤阴，舌绛烦渴，温毒发斑，吐血衄血，咽喉肿痛。

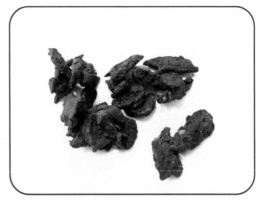

地黄

生地黄：清热凉血，养阴生津。用于热入营血，温毒发斑，吐血衄血，热病伤阴，舌绛烦渴，津伤便秘，阴虚发热，骨蒸潮热，内热消渴。

【用法用量】鲜地黄：12~30克。生地黄：10~15克。

金银花 *

【来源】本品为忍冬科植物忍冬的干燥花蕾或带初开的花。

【性味】甘，寒。

【归经】归肺、心、胃经。

【功能应用】清热解毒，疏散风热。用于痈肿疔疮，喉痹，丹毒，热毒血痢，风热感冒，温病发热。

【用法用量】6~15克。

【按语】脾胃虚寒及气虚疮疡脓清者忌用。

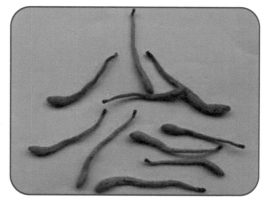
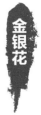

土茯苓

【来源】本品为百合科植物光叶菝葜的干燥根茎。

【性味】甘、淡，平。

【归经】归肝、胃经。

【功能应用】解毒，除湿，通利关节。用于梅毒及汞中毒所致的肢体拘挛，筋骨疼痛，湿热淋浊，带下，痈肿，瘰疬，疥癣。

【用法用量】15~60克。

【按语】肾功能不全者应慎用。

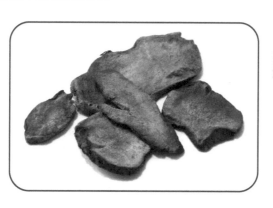
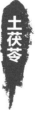

木棉花

【来源】本品为木棉科植物木棉的干燥花。

【性味】苦、淡，凉。

【归经】归脾、肝、大肠经。

【功能应用】清热利湿，解毒，止血。用于泄泻，痢疾，血崩，疮毒，痔疮出血。

【用法用量】9~15克。

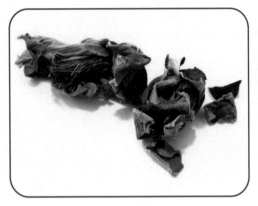
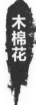

溪黄草

【来源】本品为唇形科香茶菜属植物线纹香茶菜的全草。

【性味】苦，寒。

【归经】归肝、胆、大肠经。

【功能应用】清热解毒，利湿退黄，散瘀消肿。用于湿热黄疸，胆囊炎，泄泻，疮肿，跌打伤痛。

【用法用量】15~30克。

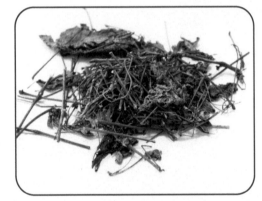
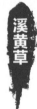

第三节
泻下药

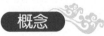

凡能引起腹泻或滑润大肠、促进排便的药物，称为泻下药。

性能功效

本类药主能泻下通便，以排除胃肠积滞、燥湿及其他有害物质（毒物、寄生虫等）；或清热泻火，使实热壅滞通过泻下而清解；或逐水退肿，使水湿停饮从大小便排除，达到祛除停饮、消退水肿之目的。有些药物兼能逐瘀、消癥、杀虫。

适用范围

本类药主要适用于大便秘结、胃肠积滞、实热内结及水肿停饮等里实证。有些药物兼治癥瘕、虫积等。

火麻仁 *

【来源】本品为桑科植物大麻的干燥成熟果实。

【性味】甘，平。

【归经】归脾、胃、大肠经。

【功能应用】润肠通便。用于血虚津亏，肠燥便秘。

【用法用量】10~15克。

【按语】❶肠滑者忌服。

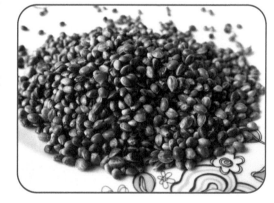

火麻仁

❷老年、体虚、产妇津血不足肠燥便秘，用之最为适宜。

郁李仁 *

【来源】本品为蔷薇科植物欧李、郁李或长柄扁桃的干燥成熟种子。前两种习称"小李仁"，后一种习称"大李仁"。

【性味】辛、苦、甘，平。

【归经】归脾、大肠、小肠经。

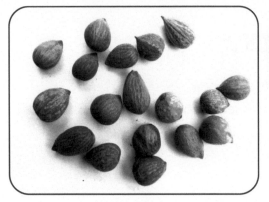

【功能应用】润肠通便，下气利水。用于津枯肠燥，食积气滞，腹胀便秘，水肿，脚气，小便不利。

【用法用量】6~10克。

【按语】阴虚液亏及孕妇慎用。

第四节
祛风湿药

概念

凡以祛除风湿、解除痹痛为主要作用的药物，称为祛风湿药。

性能功效

本类药多辛散苦燥，具有祛除肌表、经络风湿作用，有的还分别兼有散寒或清热、舒筋、通络、止痛、解表，以及补肝肾、强筋骨作用。

适用范围

本类药主要适用于风湿痹痛、筋脉拘挛、麻木不仁、腰膝酸痛、下肢痿弱，或热痹关节红肿，兼治痹证兼肝肾不足、外感表证夹湿、头风头痛等。

木瓜 *

【来源】本品为蔷薇科植物贴梗海棠的干燥近成熟果实。

【性味】酸，温。

【归经】归肝、脾经。

【功能应用】舒筋活络，和胃化湿。用于湿痹拘挛，腰膝关节酸重疼痛，暑湿吐泻，转筋挛痛，脚气水肿。

【用法用量】6~9克。或入丸、散。

【按语】❶湿热偏盛，小便淋闭者慎服。❷不可多食，损齿及骨。❸胃酸过多者不宜用。

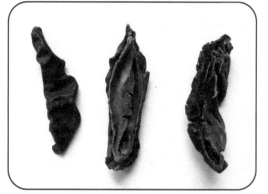
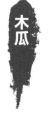

第五节
芳香化湿药

概念

凡气味芳香，具有化湿运脾作用的药物，称为芳香化湿药。

性能功效

本类药多辛香温燥，主入脾胃经，功能为化湿醒脾或燥湿运脾，兼解暑发表。

适用范围

本类药主要适用于脾为湿困，运化失职而致的脘腹痞满、呕吐泛酸、大便溏泻、食少倦怠、舌苔白腻，或湿热困脾之口甘多涎，以及湿温、暑湿、兼治阴寒闭暑等。

砂仁 *

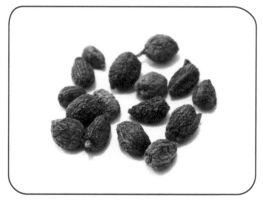
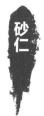

【来源】本品为姜科植物阳春砂、绿壳砂或海南砂

的干燥成熟果实。

【性味】辛，温。

【归经】归脾、胃、肾经。

【功能应用】化湿开胃，温脾止泻，理气安胎。用于湿浊中阻，脘痞不饥，脾胃虚寒，呕吐泄泻，妊娠恶阻，胎动不安。

【用法用量】3～6克，后下。

草果 *

【来源】本品为姜科植物草果的干燥成熟果实。

【性味】辛，温。

【归经】归脾、胃经。

【功能应用】燥湿温中，截疟除痰。用于寒湿内阻，脘腹胀痛，痞满呕吐，疟疾寒热，瘟疫发热。

【用法用量】3～6克。

【按语】无寒湿邪者忌服。

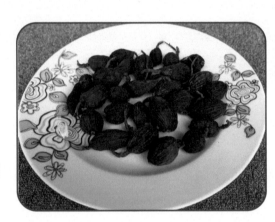

草果

第六节
利水渗湿药

概念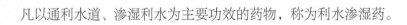

凡以通利水道、渗湿利水为主要功效的药物，称为利水渗湿药。

性能功效

本类药味多甘淡或苦，性多寒凉或平，多入膀胱、脾及小肠经，功能利水消肿、利尿通淋、利湿退黄。

适用范围

本类药主要适用于小便不利、水肿、淋浊、黄疸、水泻、带下、湿疮、痰饮等水湿内盛之病证。

茯苓 *

【来源】本品为多孔菌科真菌茯苓的干燥菌核。

【性味】甘、淡，平。

【归经】归心、肺、脾、肾经。

【功能应用】利水渗湿，健脾，宁心。用于水肿尿少，痰饮眩悸，脾虚食少，便溏泄泻，心神不安，惊悸失眠。

【用法用量】10～15克。

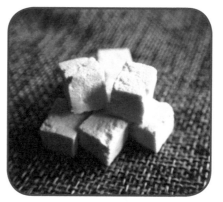

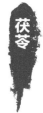

茯苓

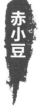

赤小豆

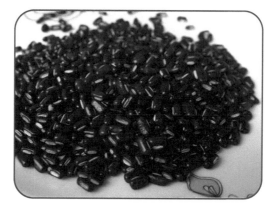

赤小豆 *

【来源】本品为豆科植物赤小豆或赤豆的干燥成熟种子。

【性味】甘、酸，平。

【归经】归心、小肠经。

【功能应用】利水消肿，解毒排脓。用于水肿胀满，脚气浮肿，黄疸尿赤，风湿热痹，痈肿疮毒，肠痈腹痛。

【用法用量】9～30克。

【按语】❶阴虚津伤者慎服，过量服可渗利伤津。❷孕妇慎用。

【来源】本品为鼠李科植物北枳椇、枳椇和毛果枳椇的成熟种子，亦有用带花序轴的果实。

【性味】甘，平。

【归经】归心、脾、肺经。

【功能应用】解酒毒，止渴除烦，止呕，利大小便。用于醉酒，烦渴，呕吐，二便不利。

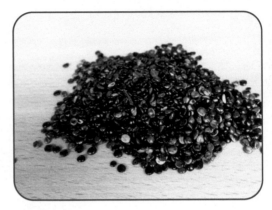

枳椇子

【用法用量】内服：煎汤，6～15克；或泡酒服。

【按语】❶脾胃虚寒者禁服。❷反乌头，多食损齿。

薏苡仁 *

【来源】本品为禾本科植物薏苡的干燥成熟种仁。

【性味】甘、淡，凉。

【归经】归脾、胃、肺经。

【功能应用】利水渗湿，健脾止泻，除痹，排脓，解毒散结。用于水肿，脚气，小便不利，脾虚泄泻，湿痹拘挛，肺痈，肠痈，赘疣，癌肿。

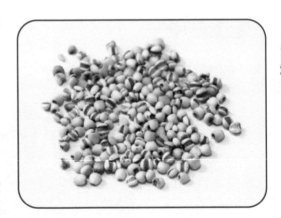

薏苡仁

【用法用量】9～30克。

【按语】孕妇及脾虚无湿、大便燥结者均慎服。

通草

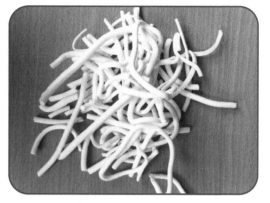

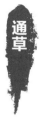
通草

【来源】本品为五加科植物通脱木的干燥茎髓。

【性味】甘、淡，微寒。

【归经】归肺、胃经。

【功能应用】清热利尿，通气下乳。用于湿热淋证，水肿尿少，乳汁不下。

【用法用量】3～5克。

【按语】孕妇慎用。

茵陈

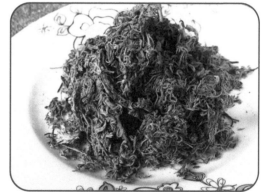

茵陈

【来源】本品为菊科植物滨蒿或茵陈蒿的干燥地上部分。春季采收的习称"绵茵陈"，秋季采割的称"花茵陈"。

【性味】苦、辛，微寒。

【归经】归脾、胃、肝、胆经。

【功能应用】清利湿热，利胆退黄。用于黄疸尿少，湿温暑湿，湿疮瘙痒。

【用法用量】6～15克。茵陈应取每年三、四月份之蒿枝，药效尤佳。煮粥时只能用粳米，粥宜稀，不宜稠。

鸡骨草

【来源】本品为豆科植物广州相思子的干燥全株。

【性味】甘、微苦，凉。

【归经】归肝、胃经。

【功能应用】利湿退黄，清热解毒，疏肝止痛。用于湿热黄疸，胁肋不舒，胃脘胀痛，乳痈肿痛。

【用法用量】15～30克。

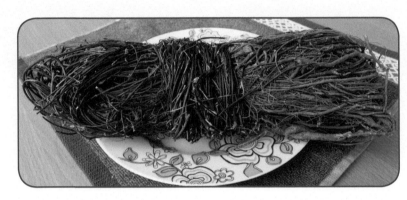

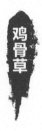
鸡骨草

五指毛桃

【来源】本品为桑科植物裂掌榕的根。

【性味】甘，平。

【功能应用】健脾补肺，行气利湿，舒经活络。用于脾虚浮肿，食少无力，肺痨咳嗽，盗汗，带下，产后无乳，风湿痹痛，水肿，肝硬化腹水，肝炎，跌打损伤。

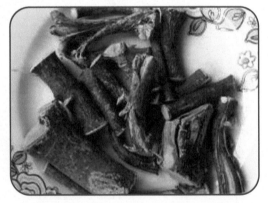

五指毛桃

【用法用量】内服：煎汤，60～90克。

第七节
温里药

概念

凡能温里散寒，以治疗里寒证为主要功效的药物，称为温里药。

性能功效

本类药味多辛，或兼苦，或兼甘，性温热，主入脾胃、肾、心经，兼入肝、肺经，主能温里散寒、温经止痛、补火助阳或回阳救逆等，兼能化痰、燥湿、杀虫、止呃。

适用范围

本类药主要适用于里寒证，包括中焦寒证、心肾阳衰之亡阳证、肾阳虚证、寒滞肝脉之疝痛、风寒湿痹、经寒痛经等。兼治寒饮咳喘、虫积腹痛等。

丁 香 *

【来源】本品为桃金娘科植物丁香的干燥花蕾。

【性味】辛，温。

【归经】归脾、胃、肺、肾经。

【功能应用】温中降逆，补肾助阳。用于脾胃虚寒，呃逆呕吐，食少吐泻，心腹冷痛，肾虚阳痿。

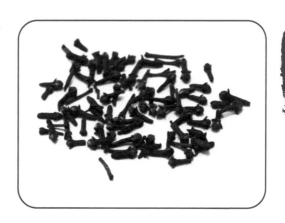

丁香

【用法用量】1~3克，内服或研末外敷。

【按语】❶不宜与郁金同用。❷母丁香为丁香的干燥果实，应用与丁香花蕾相似，但药力较弱，功效较差。❸胃热引起的呃逆或兼有口渴、口苦、口干者不宜食用，热性病及阴虚内热者忌食。

肉桂 *

【来源】本品为樟科植物肉桂的干燥树皮。

【性味】辛、甘，大热。

【归经】归肾、脾、心、肝经。

【功能应用】补火助阳，引火归元，散寒止痛，温通经脉。用于阳痿宫冷，腰膝冷痛，肾虚作喘，虚阳上浮，眩晕目赤，心腹冷痛，虚寒吐泻，寒疝腹痛，痛经经闭。

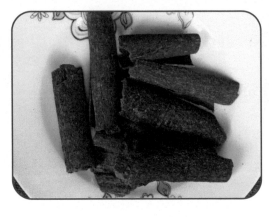

肉桂

【用法用量】1~5克，不宜久煮；研末，0.5~1.5克；或入丸剂。

【按语】❶有出血倾向者及孕妇慎用。❷不宜与赤石脂同用。

花椒 *

【来源】本品为芸香科植物青椒或花椒的干燥成熟果皮。

【性味】辛，温。

【归经】归脾、胃、肾经。

【功能应用】温中止痛，杀虫止痒。用于脘腹冷痛，呕吐泄泻，虫积腹痛；外治湿疹，阴痒。

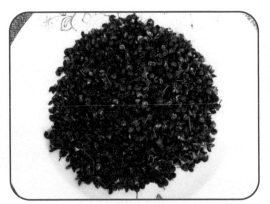

花椒

【用法用量】3~6克。外用适量，煎汤熏洗。

【按语】有食用花椒致过敏反应病例。

干姜 *

【来源】本品为姜科植物姜的干燥根茎。

【性味】辛，热。

【归经】归脾、胃、肾、心、肺经。

【功能应用】温中散寒，回阳通脉，温肺化饮。用于脘腹冷痛，呕吐泄泻，肢冷脉微，寒饮喘咳。

【用法用量】3～10克。

【按语】❶阴虚内热，血热妄行者忌服。❷孕妇慎用。

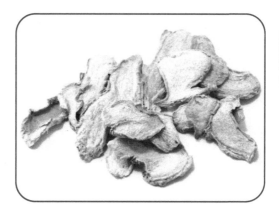

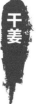

干姜

高良姜 *

【来源】本品为姜科植物高良姜的干燥根茎。

【性味】辛，热。

【归经】归脾、胃经。

【功能应用】温胃止呕，消寒止痛。用于脘腹冷痛，胃寒呕吐，嗳气吞酸。

【用法用量】3～6克。

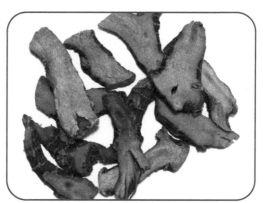

高良姜

胡椒 *

【来源】本品为胡椒科植物胡椒的干燥近成熟果实。

【性味】辛，热。

【归经】归胃、大肠经。

【功能应用】温中散寒，下气，消痰。用于胃寒呕吐，腹痛泄泻，食欲不振，癫痫痰多。

【用法用量】0.6～1.5克，研粉吞服。

【按语】阴虚有火者忌服。

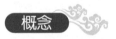
荜茇 ✳

【来源】本品为胡椒科植物荜茇的干燥近成熟或成熟果穗。

【性味】辛，热。

【归经】归胃、大肠经。

【功能应用】温中散寒，下气止痛。用于脘腹冷痛，呕吐，泄泻，寒凝气滞，胸痹心痛，头痛，牙痛。

【用法用量】1～3克。

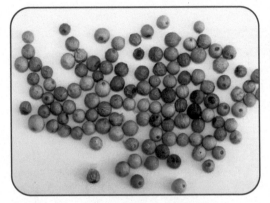
胡椒

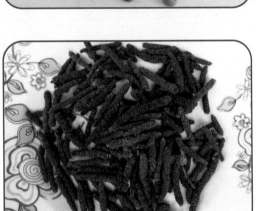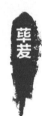
荜茇

第八节
理气药

概念

凡能疏畅气机，以治疗气滞或气逆为主要功效的药物，称为理气药。

性能功效

本类药味多辛苦，气多芳香，性多偏温，主归脾、胃、肝、肺经，善于行散或泄降，主能理气调中、疏肝解郁、理气宽胸、行气止痛、破气散结，兼能消积、燥湿。

适用范围

　　本类药主要适用于脾胃气滞之脘腹胀痛、嗳气吞酸、恶心呕吐、腹泻或便秘，肝气郁滞之胁肋胀痛、抑郁不乐、疝气疼痛、乳房胀痛、月经不调，肺气壅滞之胸闷胸痛、咳嗽气喘等症。兼治食积脘胀、湿滞中焦等。

佛手 *

【来源】本品为芸香科植物佛手的干燥果实。

【性味】辛、苦、酸，温。

【归经】归肝、脾、肺经。

【功能应用】疏肝理气，和胃止痛，燥湿化痰。用于肝胃气滞，胸胁胀痛，胃脘痞满，食少呕吐，咳嗽痰多。

【用法用量】3～10克。

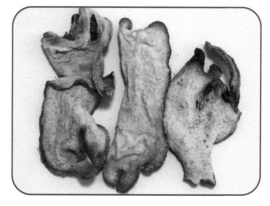
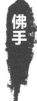
佛手

香橼 *

【来源】本品为芸香科植物枸橼或香圆的干燥成熟果实。

【性味】辛、苦、酸，温。

【归经】归肝、脾、肺经。

【功能应用】疏肝理气，宽中，化痰。用于肝胃气滞，胸胁胀痛，脘腹痞满，呕吐，噫气，痰多咳嗽。

【用法用量】3～10克。

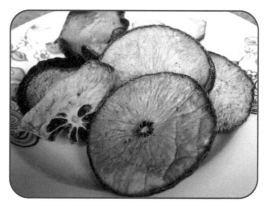
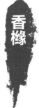
香橼

【按语】阴虚血燥及孕妇气虚者慎服。

陈皮 *

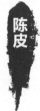

【来源】本品为芸香科植物橘及其栽培变种的干燥成熟果皮。药材分为"陈皮"和"广陈皮"。

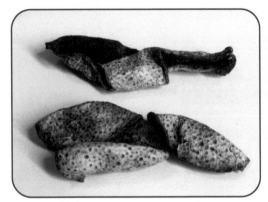

【性味】苦、辛，温。

【归经】归肺、脾经。

【功能应用】理气健脾，燥湿化痰。用于脘腹胀满，食少吐泻，胸闷气短，咳嗽痰多。

【用法用量】3~10克。

【按语】有报道称服用陈皮水后全身出现奇痒，继而发现粟粒状红色血疹，尤以四肢为多见。

代代花 *

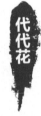

【来源】本品为芸香科植物代代花的花蕾。

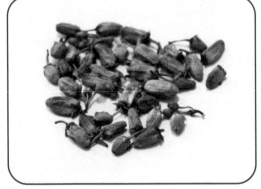

【性味】辛、甘、微苦，平。

【功能应用】理气宽胸，开胃止呕。用于胸中痞闷，脘腹胀痛，不思饮食，恶心呕吐。

【用法用量】内服:1.5~2.5克;煎汤或泡茶。

玫瑰花 ✕

【来源】本品为蔷薇科植物玫瑰的干燥花蕾。

【性味】甘、微苦，温。

【归经】归肝、脾经。

【功能应用】行气解郁，和血，止痛。用于肝胃气痛，食少呕恶，月经不调，跌扑伤痛。

【用法用量】3~6克。

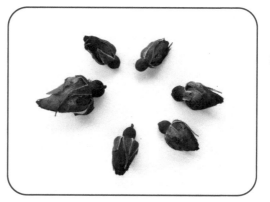

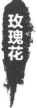

玫瑰花

茉莉花

【来源】本品为木犀科植物茉莉的花。

【性味】辛、微甘，温。

【归经】归脾、胃、肝经。

【功能应用】理气止痛，辟秽开郁。用于湿浊中阻，胸膈不舒，泻痢腹痛，头晕头痛，目赤，疮毒。

【用法用量】内服：煎汤，3~10克；代茶饮。

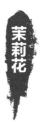

茉莉花

第九节
消食药

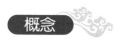 概念

　　凡以消食化积、增进食欲为主要功效的药物，称为消食药。

本类药味多甘，性多平，少数偏温，主归脾、胃经。功能消食化积、增进食欲。

适用范围

本类药主要适用于食积不化所致的脘腹胀满、嗳腐吞酸、恶心呕吐、大便失常及脾胃虚弱、消化不良等症。

山楂 ✳

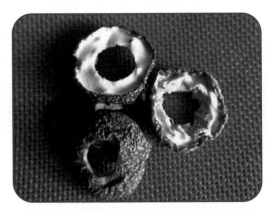

【来源】本品为蔷薇科植物山里红或山楂的干燥成熟果实。

【性味】酸、甘、微温。

【归经】归脾、胃、肝经。

【功能应用】消食健胃，行气散瘀，化浊降脂。用于肉食积滞，胃脘胀满，泻痢腹痛，瘀血经闭，产后瘀阻，心腹刺痛，胸痹心痛，疝气疼痛；高脂血症。焦山楂消食导滞作用增强。用于肉食积滞，泻痢不爽。

【用法用量】9~12克。

【按语】多食耗气、损齿、易饥，脾胃虚弱者及孕妇慎服。

莱菔子 ✳

【来源】本品为十字花科植物萝卜的干燥成熟种子。

【性味】辛、甘，平。

【归经】归肺、脾、胃经。

【功能应用】消食除胀，降气化痰。用于饮食停滞，脘腹胀痛，大便秘结，积

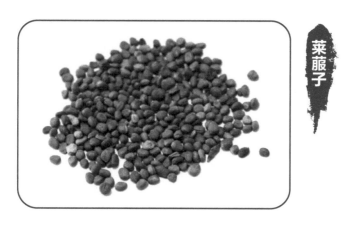

莱菔子

滞泻痢，痰壅喘咳。

【用法用量】5～12克。

第十节
收涩药

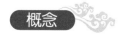概念

凡以收敛固涩为主要功效的药物，称为收涩药，亦称收敛药或固涩药。

性能功效

本类药味多酸涩，主入肺、脾、肾、大肠经，能收涩固脱，具有固表止汗、敛肺止咳、涩肠止泻、固精缩尿止带、收敛止血等作用。

适用范围

本类药适用于久病体虚、正气不固所致的自汗、盗汗、久泻、久痢、遗精、滑精、遗尿、尿频、久咳、虚喘，以及崩带不止等滑脱不禁之证。

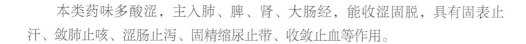

乌梅 *

【来源】本品为蔷薇科植物梅的干燥近成熟果实。

【性味】酸、涩，平。

【归经】归肝、脾、肺、大肠经。

【功能应用】敛肺，涩肠，生津，安蛔。用于肺虚久咳，久泻久痢，虚热消渴，蛔厥呕吐腹痛。

【用法用量】6～12克。

【按语】❶有实邪者忌服。❷外有表邪或内有实热积滞者均不宜服。

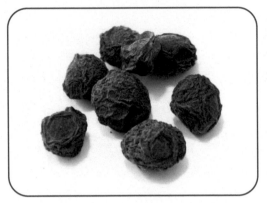

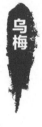
乌梅

芡实

【来源】本品为睡莲科植物芡的干燥成熟种仁。

【性味】甘、涩，平。

【归经】归脾、肾经。

【功能应用】益肾固精，补脾止泻，除湿止带。用于遗精滑精，遗尿尿频，脾虚久泻，白浊，带下。

【用法用量】9～15克。

【按语】❶易滞气，忌多食。❷便秘或腹胀患者忌食。

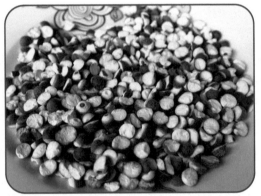

芡实

莲子

【来源】本品为睡莲科莲的干燥成熟种子。

【性味】甘、涩，平。

【归经】归脾、肾、心经。

【功能应用】补脾止泻，止带，益肾涩精，养心安

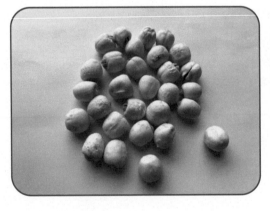

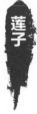
莲子

神。用于脾虚久泻，带下，遗精，心悸失眠。

【用法用量】6～15克。

【按语】莲子心又名苦薏。莲子心苦寒，功效清心去热，止血涩精。《本草再新》认为其："清心火，平肝风，泻胃火，降肺火。"

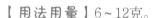
山茱萸

【来源】本品为山茱萸科植物山茱萸的干燥成熟果肉。

【性味】酸、涩，微温。

【归经】归肝、肾经。

【功能应用】补益肝肾，收涩固脱。用于眩晕耳鸣，腰膝酸痛，阳痿遗精，遗尿尿频，崩漏带下，大汗虚脱，内热消渴。

【用法用量】6～12克。

【按语】命门火炽，素有湿热，小便淋涩者忌服。

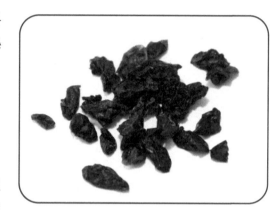

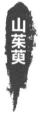
山茱萸

第十一节
止血药

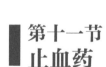
概念

凡以制止机体内外出血为主要功效的药物，称为止血药。

性能功效

本类药虽性味各异，但均能止血，并分别兼有清热凉血、化瘀、收涩及散寒温经等功效。

本类药主要适用于咯血、咳血、吐血、衄血、便血、尿血、崩漏、紫癜及创伤出血等，兼治血热、血瘀、疮肿及胃寒等证。

荷叶 *

【来源】本品为睡莲科植物莲的干燥叶。

【性味】苦，平。

【归经】归肝、脾、胃经。

【功能应用】清暑化湿，升发清阳，凉血止血。用于暑热烦渴，暑湿泄泻，脾虚泄泻，血热吐衄，便

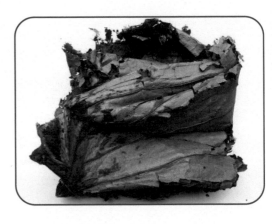

血崩漏。荷叶炭收湿化瘀止血，用于出血症和产后血晕。

【用法用量】3～10克；荷叶炭3～6克。

三七

【来源】本品为五加科植物三七的干燥根和根茎。

【性味】甘、微苦，温。

【归经】归肝、胃经。

【功能应用】散瘀止血，消肿定痛。用于咯血，吐血，衄血，便血，崩漏，外伤出血，胸腹刺痛，跌扑肿痛。

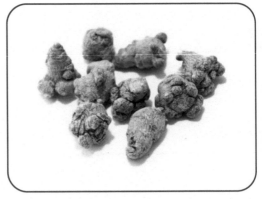
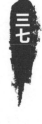

【用法用量】3～9克；研粉吞服，一次1～3克。

【按语】孕妇慎用。

白及

【来源】本品为兰科植物白及的干燥块茎。

【性味】苦、甘、涩，微寒。

【归经】归肺、肝、胃经。

【功能应用】收敛止血，消肿生肌。用于咯血，吐血，外伤出血，疮疡肿毒，皮肤皲裂。

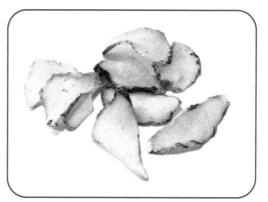

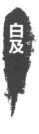

【用法用量】6～15克；研末吞服3～6克。

【按语】❶不宜与川乌、制川乌、草乌、制草乌、附子同用。❷外感及内热壅盛者禁服。

艾叶

【来源】本品为菊科植物艾的干燥叶。

【性味】辛、苦，温；有小毒。

【归经】归肝、脾、肾经。

【功能应用】温经止血，散寒止痛；外用祛湿止痒。用于吐血，衄血，崩漏，月

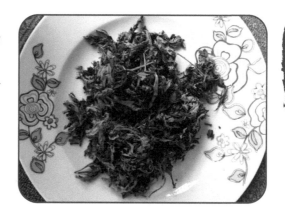

经过多，胎漏下血，少腹冷痛，经寒不调，宫冷不孕；外治皮肤瘙痒。醋艾炭温经止血，用于虚寒性出血。

【用法用量】3～9克。

【按语】阴虚血热者慎用；不宜大量服用。

第十二节
活血祛瘀药

概念

　　凡以通利血脉、促进血行、消散瘀血为主要功效的药物，称为活血祛瘀药或活血化瘀药，简称活血药。其中活血作用较强者，又称破血药。

性能功效

　　本类药味多辛苦，多归心、肝经而入血分，善走散通利，促进血行。主具活血化瘀之功，并通过活血化瘀而产生调经、止痛、消癥、消肿及祛瘀生新等作用。

适用范围

　　本类药主要适用于血行不畅、瘀血阻滞所引起的多种疾病，如瘀血内阻之经闭、痛经、月经不调、产后瘀阻、癥瘕、胸胁脘腹痛、跌打损伤、瘀血肿痛、关节痹痛、痈肿疮疡、瘀血阻滞经脉所致的出血等症。

桃仁 ✕

【来源】本品为蔷薇科植物桃或山桃的干燥成熟种子。

【性味】苦、甘，平。

【归经】归心、肝、大肠经。

【功能应用】活血祛瘀，润肠通便，止咳平喘。用于经闭痛经，癥瘕痞块，肺痈肠痈，跌扑损伤，肠燥便秘，咳嗽气喘。

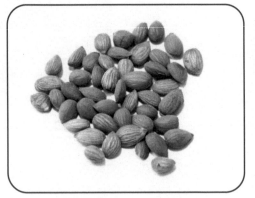

桃仁

【用法用量】5～10克。

【按语】❶孕妇及无瘀血者忌服。❷便溏者慎用。

川芎

【来源】本品为伞形科植物川芎的干燥根茎。

【性味】辛，温。

【归经】归肝、胆、心包经。

【功能应用】活血行气，祛风止痛。用于胸痹心痛，胸胁刺痛，跌扑肿痛，月经不调，经闭痛经，癥瘕腹痛，头痛，风湿痹痛。

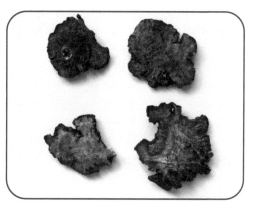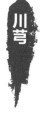

【用法用量】3～10克。

【按语】阴虚火旺、肝阳上亢所引起的头痛、月经过多及出血性疾病均不宜用。

牛膝

【来源】本品为苋科植物牛膝的干燥根。

【性味】苦、甘、酸，平。

【归经】归肝、肾经。

【功能应用】逐瘀通经，补肝肾，强筋骨，利尿通淋，引血下行。用于闭经，痛经，腰膝酸痛，筋骨无力，淋证，水肿，头痛，眩晕，牙痛，口疮，吐血，衄血。

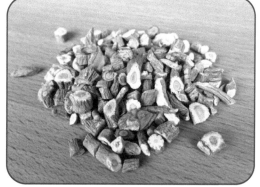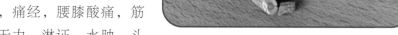

【用法用量】5～12克。

【按语】孕妇慎用。

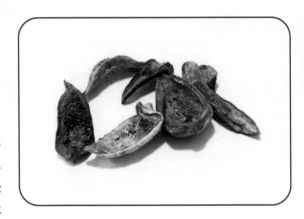

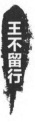

【来源】本品为石竹科植物麦蓝菜的干燥成熟种子。

【性味】苦，平。

【归经】归肝、胃经。

【功能应用】活血通经，下乳消肿，利尿通淋。用于乳汁不下，经闭，痛经，乳痈肿痛，淋证湿痛。

【用法用量】5~10克。

【按语】孕妇慎用。

第十三节 化痰止咳平喘药

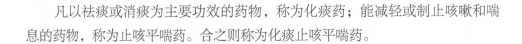

概念

　　凡以祛痰或消痰为主要功效的药物，称为化痰药；能减轻或制止咳嗽和喘息的药物，称为止咳平喘药。合之则称为化痰止咳平喘药。

性能功效

　　本类药或辛或苦，或温或寒，多入肺经，辛开宣散，苦燥降泄，温化寒清，主能宣降肺气、化痰止咳、降气平喘，部分药物分别兼有散寒、清热、散结、润肺等作用。

本类药主要适用于外感或内伤所致的咳嗽、气喘、痰多，或痰饮喘息，或因痰所致的瘰疬瘿瘤、阴疽流注、癫痫惊厥等。

昆布 *

【来源】本品为海带科植物海带或翅藻科植物昆布的干燥叶状体。

【性味】咸，寒。

【归经】归肝、胃、肾经。

【功能应用】消痰软坚散结，利水消肿。用于瘿瘤，瘰疬，睾丸肿痛，痰饮水肿。

【用法用量】6~12克。

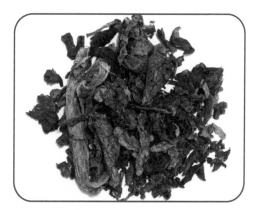
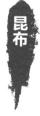

【按语】❶不宜与甘草同用。❷脾胃虚寒蕴湿者忌服。❸甲亢中碘过盛型者忌食。❹《食疗本草》记载：下气，久服瘦人。无此疾者，不可食。海岛之人爱食，为无好菜，只食此物。服久，病亦不生。遂传说其功于北人。北人食之，病皆生，是水土不宜尔。

第一章 精品药膳中常用中药材

桔梗 *

【来源】本品为桔梗科植物桔梗的干燥根。

【性味】苦、辛，平。

【归经】归肺经。

【功能应用】宣肺，利咽，祛痰，排脓。用于咳嗽痰多，胸闷不畅，咽痛音哑，肺痈吐脓。

【用法用量】3~10克。

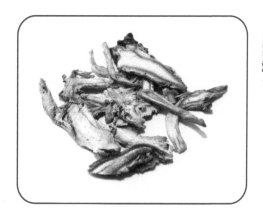

【按语】❶有报道过量服用桔梗可致肠梗阻，阴虚久嗽、气逆及咳血者忌服。
❷畏白及、龙眼、龙胆。❸忌猪肉。

川贝母

【来源】本品为百合科
植物川贝母、暗紫贝母、
甘肃贝母、梭砂贝母、太
白贝母或瓦布贝母的干燥
鳞茎。按性状不同分别习
称"松贝""青贝""炉
贝"和"栽培品"。

【性味】苦、甘，微寒。

【归经】归肺、心经。

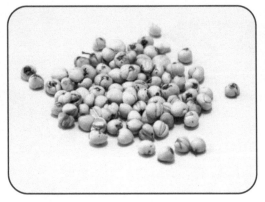

【功能应用】清热润肺，化痰止咳，散结消痈。用于肺热燥咳，干咳少痰，阴
虚劳嗽，痰中带血，瘰疬，乳痈，肺痈。

【用法用量】3~10克；研粉冲服，一次1~2克。

【按语】❶不宜与川乌、制川乌、草乌、制草乌、附子同用。❷寒嗽湿痰者
慎用。

海藻

【来源】本品为马尾藻科
植物海蒿子或羊栖菜的干
燥藻体。前者习称"大叶
海藻"，后者习称"小叶
海藻"。

【性味】苦、咸，寒。

【归经】归肝、胃、肾经。

【功能应用】消痰软坚散
结，利水消肿。用于瘿瘤，

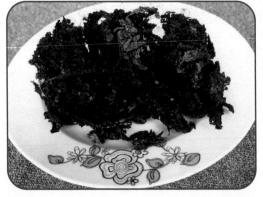
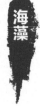

瘰疬，睾丸肿痛，痰饮水肿。

【用法用量】6～12克。

【按语】不宜与甘草同用。

【来源】本品为十字花科植物白芥或芥的干燥成熟种子。前者习称"白芥子"，后者习称"黄芥子"。

【性味】辛，温。

【归经】归肺经。

【功能应用】温肺豁痰利气，散结通络止痛。用于寒痰喘咳，胸胁胀痛，痰滞经络，关节麻木、疼痛，痰湿流注，阴疽肿毒。

【用法用量】3～9克。

【按语】有白芥子引起过敏反应的报道。

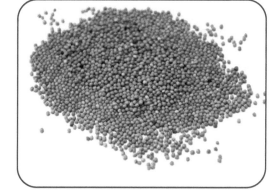

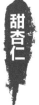
芥子

甜杏仁 *

【来源】为蔷薇科植物杏或山杏的部分栽培种味甜的干燥种子。

【性味】甘，平。

【归经】归肺、大肠经。

【功能应用】润肺止咳，润肠通便。用于肺虚劳咳，津伤肠燥便秘。

【用法用量】5～10克，生品入煎剂后下。

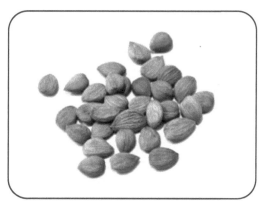

甜杏仁

罗汉果 ✕

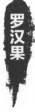
罗汉果

【来源】本品为葫芦科植物罗汉果的干燥果实。

【性味】甘，凉。

【归经】归肺、大肠经。

【功能应用】清热润肺，利咽开音，滑肠通便。用于肺热燥咳，咽痛失音，肠燥便秘。

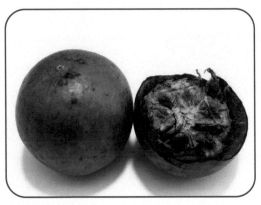

【用法用量】9~15克。

【按语】❶脾胃寒冷者忌服。❷服药期间忌烟酒及辛辣、生冷、油腻、煎炸刺激性食物。❸不宜在服药期间同时服用滋补性中药。

紫苏子 ✕

紫苏子

【来源】本品为唇形科植物紫苏的干燥成熟果实。

【性味】辛，温。

【归经】归肺经。

【功能应用】降气化痰，止咳平喘，润肠通便。用于痰壅气逆，咳嗽气喘，肠燥便秘。为治痰壅气逆咳喘的要药。

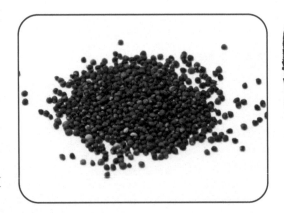

【用法用量】3~10克。

【按语】气虚久嗽、阴虚喘逆、脾虚便滑者皆不可用。

龙脷叶

【来源】本品为大戟科守宫木属植物龙脷叶的干燥叶。

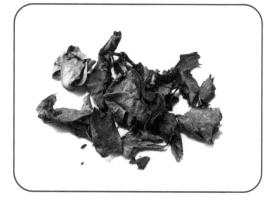
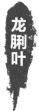

【性味】甘、淡，平。

【归经】归肺、胃经。

【功能应用】清热化痰，润肺通便。用于肺燥咳嗽，咯血，大便秘结。

【用法用量】内服，煎汤，6~15克。

第十四节
安神药

概念

凡以安定神志为主要功效的药物，称为安神药。

性能功效

本类药或为金石贝壳类，或为植物类，多入心、肝经。金石贝壳类药，因其质重而具镇心祛怯、安神定志之功；而植物类药多能滋养而具养心安神之功。

适用范围

本类药主要适用于神志不安的病证，症见心悸、失眠、多梦、癫狂、惊痫等。

灵芝

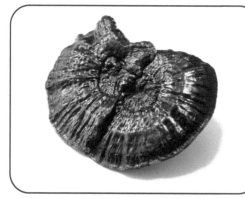
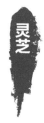

【来源】本品为多孔菌科真菌赤芝或紫芝的干燥子实体。

【性味】甘，平。

【归经】归心、肺、肝、

肾经。

【功能应用】补气安神，止咳平喘。用于心神不宁，失眠心悸，肺虚咳喘，虚劳短气，不思饮食。

【用法用量】6～12克。

【按语】实证慎服。

第十五节
平肝熄风药

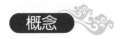
概念

凡以平抑肝阳、熄风止痉为主要功效的药物，称为平肝熄风药。

性能功效

本类药皆入肝经，多为介类或虫类药，古有介类潜阳、虫类搜风之说。具有平肝潜阳、熄风止痉、镇惊安神等作用。

适用范围

本类药主要适用于肝阳上亢之头晕目眩、肝风内动、癫痫抽搐、小儿惊风、破伤风等症。

天麻

【来源】本品为兰科植物天麻的干燥块茎。

【性味】甘，平。

【归经】归肝经。

【功能应用】熄风止痉，平抑肝阳，祛风通络。用于小儿惊风，癫痫抽搐，

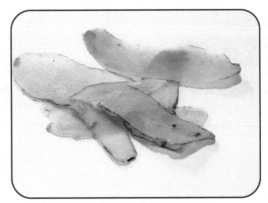

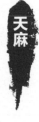
天麻

破伤风，头痛眩晕，手足不遂，肢体麻木，风湿痹痛。

【用法用量】3～10克。

【按语】血虚甚者慎服。

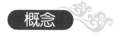 牡蛎 *

【来源】本品为牡蛎动物长牡蛎、大连湾牡蛎或近江牡蛎的贝壳。

【性味】咸，微寒。

【归经】归肝、胆、肾经。

【功能应用】重镇安神，潜阳补阴，软坚散结。用于惊悸失眠，眩晕耳鸣，瘰疬痰核，癥瘕痞块。煅牡蛎收敛固涩，制酸止痛。用于自汗盗汗，遗精滑精，崩漏带下，胃痛吞酸。

【用法用量】9～30克，先煎。

【按语】生牡蛎可导致吐泻。

第十六节
补虚药

概念

凡能补充人体物质亏损、增强人体功能活动，以提高抗病能力、消除虚弱证候为主要功效的药物，称为补虚药，习称补益药或补养药。

性能功效

本类药能补充人体气血阴阳的亏损而治各种虚证。补气和补阳类药大多药性甘温，有振奋衰弱的功能，改善或消除机体衰弱之形衰乏力、畏寒肢冷等症；补血和补阴类药药性甘温或甘寒不一，能补充人体阴血之不足及体内被耗损的物质，改善和消除精血津液不足的证候。

本类药主要适用于各种虚证，而虚证有气虚、阳虚、血虚、阴虚之别。据此，其主治病证为：脾气虚之食少便溏、神疲乏力、脱肛，以及肺气虚之少言懒语、久咳虚喘、易出虚汗等气虚证；肾阳不足之畏寒肢冷、阳痿遗精、宫冷不孕、夜尿频多，以及脾肾阳虚之泄泻、肺肾两虚之喘嗽等阳虚证；心血虚或肝血不足所致的面色萎黄、唇甲苍白、头晕眼花、心慌心悸，以及妇女月经不调等血虚证；肺阴虚之干咳少痰、咽干喉燥，胃阴虚之口干舌燥、胃中嘈杂、大便秘结、舌红少苔，心阴虚之心烦不眠，以及肝肾阴虚之腰膝酸痛、遗精滑精、手足心热、潮热盗汗、眼目干涩等阴虚证。

山药 ＊

【来源】本品为薯蓣科植物薯蓣的干燥根茎。

【性味】甘，平。

【归经】归肺、脾、肾经。

【功能应用】补脾养胃，生津益肺，补肾涩精。用于脾虚食少，久泻不止，肺虚咳喘，肾虚遗精，带下，尿频，虚热消渴。麸炒山药补脾健胃。用于脾虚食少，泄泻便溏，白带过多。

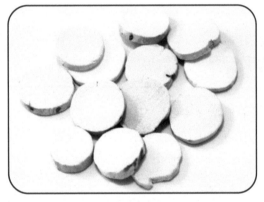

山药

【用法用量】15～30克。

【按语】湿盛中满或有实邪、积滞者禁服。

甘草 ＊

【来源】本品为豆科植物甘草、胀果甘草或光果甘草的干燥根和根茎。

【性味】甘，平。

【归经】归心、肺、脾、胃经。

【功能应用】补脾益气，清热解毒，祛痰止咳，缓急止痛，调和诸药。用于脾胃虚弱，倦怠乏力，心悸气短，咳嗽痰多，脘腹、四肢挛急疼痛，痈肿疮毒，缓解药物毒性、烈性。

【用法用量】2~10克。

【按语】不宜与海藻、红大戟、京大戟、芫花、甘遂同用。

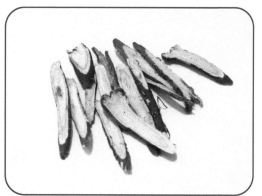

甘草

白扁豆 ✳

【来源】本品为豆科植物扁豆的干燥成熟种子。

【性味】甘，微温。

【归经】归脾、胃经。

【功能应用】健脾化湿，和中消暑。用于脾胃虚弱，食欲不振，大便溏泻，白带过多，暑湿吐泻，胸闷腹胀。炒白扁豆，健脾化湿。用于脾虚泄泻，白带过多。

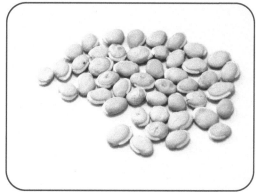

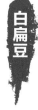
白扁豆

43

【用法用量】9~15克。生品捣研，加水绞汁；或入丸，散。健脾止泻宜炒用；消暑养胃解毒宜生用。

【按语】陶弘景："患寒热病者，不可食。"不宜多食，以免壅气伤脾；忌生食或半生半熟食。

大枣 ✳

【来源】本品为鼠李科植物枣的干燥成熟果实。

【性味】甘，温。

【归经】归脾、胃、心经。

【功能应用】补中益气，养血安神。用于脾虚食少，乏力便溏，妇人脏躁。

【用法用量】6~15克。

【按语】凡有湿痰、积滞、齿病、虫病者，均不宜服。

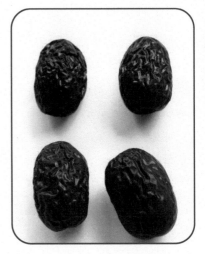

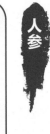
大枣

人参 *

【来源】本品为五加科植物人参的干燥根和根茎。

【性味】甘、微苦，微温。

【归经】归脾、肺、心、肾经。

【功能应用】大补元气，复脉固脱，补脾益肺，生津养血，安神益智。用于体虚欲脱，肢冷脉微，脾虚食少，肺虚喘咳，津伤口渴，内热消渴，气血亏虚，久病虚羸，惊悸失眠，阳痿宫冷。

【用法用量】3~9克，另煎兑服；也可研粉吞服，一次2克，一日2次。

【按语】不宜与藜芦、五灵脂、莱菔子同用。

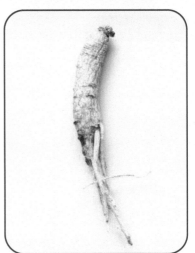
人参

太子参

【来源】本品为石竹科植物孩儿参的干燥块根。

【性味】甘、微苦，平。

【归经】归脾、肺经。

【功能应用】益气健脾，生津润肺。用于脾虚体倦，食欲不振，病后虚弱，气阴

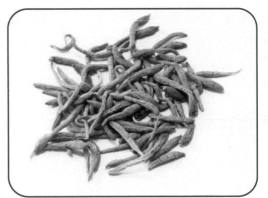

太子参

不足，自汗口渴，肺燥干咳。

【用法用量】9~30克。

白术

【来源】本品为菊科植物白术的干燥根茎。

【性味】苦、甘，温。

【归经】归脾、胃经。

【功能应用】健脾益气，燥湿利水，止汗，安胎。用于脾虚食少，腹胀泄泻，痰饮眩悸，水肿，自汗，胎动不安。

【用法用量】6~12克。

【按语】阴虚燥咳及气滞胀满者忌用。

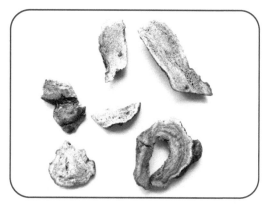

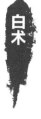

西洋参

【来源】本品为五加科植物西洋参的干燥根。

【性味】甘、微苦，凉。

【归经】归心、肺、肾经。

【功能应用】补气养阴，清热生津。用于气虚阴亏，虚热烦倦，咳喘痰血，内热消渴，口燥咽干。

【用法用量】3~6克，另煎兑服。

【按语】不宜与藜芦同用。

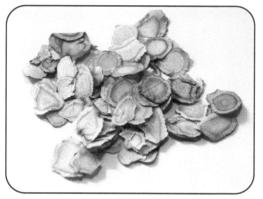

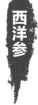

党参 ※

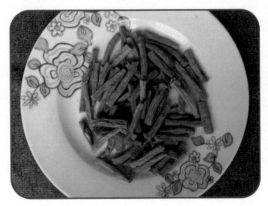

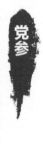
党参

【来源】本品为桔梗科植物党参、素花党参（西党参）或川党参的干燥根。

【性味】甘，平。

【归经】归脾、肺经。

【功能应用】健脾益肺，养血生津。用于脾肺气虚，食少倦怠，咳喘虚喘，气血不足，面色萎黄，心悸气短，津伤口渴，内热消渴。

【用法用量】9～30克。

【按语】不宜与藜芦同用。

黄芪 ※

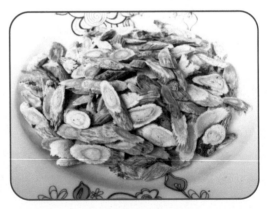
黄芪

【来源】本品为豆科植物蒙古黄芪或膜荚黄芪的干燥根。

【性味】甘，微温。

【归经】归肺、脾经。

【功能应用】补气升阳，固表止汗，利水消肿，生津养血，行滞通痹，托毒排脓，敛疮生肌。用于气虚乏力，食少便溏，中气下陷，久泻脱肛，便血崩漏，表虚自汗，气虚水肿，内热消渴，血虚萎黄，半身不遂，痹痛麻木，痈疽难溃，久溃不敛。

【用法用量】9～30克。

【按语】表实邪盛、气滞湿阻、食积停滞、痈疽初起或溃后热毒尚盛等实证，以及阴虚阳亢者，均需慎服。

牛大力

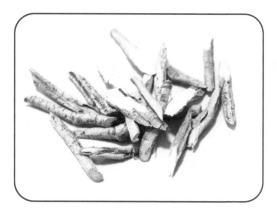
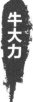

【来源】本品为豆科崖豆藤属植物美丽崖豆藤，以根入药。

【性味】甘，平。

【功能应用】补虚润肺，强筋活络。用于腰肌劳损，风湿性关节炎，肺结核，慢性支气管炎，慢性肝炎，遗精，白带异常。

【用法用量】25～50克。

巴戟天

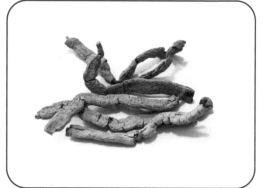

【来源】本品为茜草科植物巴戟天的干燥根。

【性味】甘、辛，微温。

【归经】归肾、肝经。

【功能应用】补肾阳，强筋骨，祛风湿。用于阳痿遗精，宫冷不孕，月经不调，少腹冷痛，风湿痹痛，筋骨痿软。

【用法用量】3～10克。

【按语】阴虚火旺者忌服。

杜仲

【来源】本品为杜仲科植物杜仲的干燥树皮。

【性味】甘，温。

【归经】归肝、肾经。

【功能应用】补肝肾，强筋骨，安胎。用于肝肾不足，腰膝酸痛，筋骨无力，头晕目眩，妊娠漏血，胎动不安。

【用法用量】6~10克。

【按语】阴虚火旺者慎服。

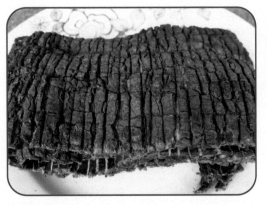
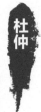
杜仲

菟丝子

【来源】本品为旋花科植物南方菟丝子或菟丝子的干燥成熟种子。

【性味】辛、甘，平。

【归经】归肝、肾、脾经。

【功能应用】补益肝肾，固精缩尿，安胎，明目，止泻；外用消风祛斑。用于肝肾不足，腰膝酸软，

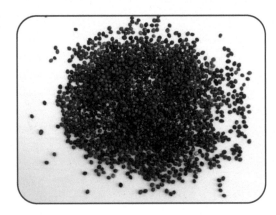
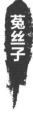
菟丝子

阳痿遗精，遗尿尿频，肾虚胎漏，胎动不安，目昏耳鸣，脾肾虚泻。

【用法用量】6~12克。

【按语】阴虚火旺、阳强不痿及大便燥结者慎服。

肉苁蓉

【来源】本品为列当科植物肉苁蓉或管花肉苁蓉的干燥带鳞叶的肉质茎。

【性味】甘、咸，温。

【归经】归肾、大肠经。

【功能应用】补肾阳，益

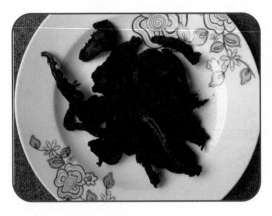

肉苁蓉

精血，润肠通便。用于肾阳不足，精血亏虚，阳痿不孕，腰膝酸软，筋骨无力，肠燥便秘。

【用法用量】6～10克。

续断

【来源】本品为川续断科植物川续断的干燥根。

【性味】苦、辛，微温。

【归经】归肝、肾经。

【功能应用】补肝肾，强筋骨，续折伤，止崩漏。用于肝肾不足，腰膝酸软，风湿痹痛，跌扑损伤，筋伤骨折，崩漏，胎漏。酒续断多用于风湿痹痛，跌扑损伤，筋伤骨折。盐续断多用于腰膝酸软。

【用法用量】9～15克。

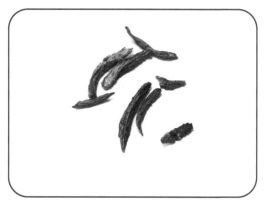

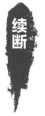

核桃仁

【来源】本品为胡桃科植物胡桃的干燥成熟种子。

【性味】甘，温。

【归经】归肾、肺、大肠经。

【功能应用】补肾，温肺，润肠。用于肾阳不足，腰膝酸软，阳痿遗精，虚寒喘嗽，肠燥便秘。

【用法用量】6～9克。

【按语】❶核桃仁不能与野鸡肉一起食用，肺炎、支气管扩张等患者不宜食之。❷核桃仁不宜与酒同食。

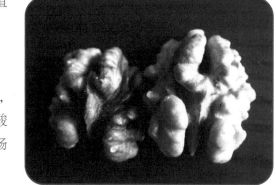

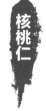

龙眼肉 *

【来源】本品为无患子科植物龙眼的假种皮。

【性味】甘，温。

【归经】归心、脾经。

【功能应用】补益心脾，养血安神。用于气血不足，心悸怔忡，健忘失眠，血虚萎黄。

【用法用量】9~15克。

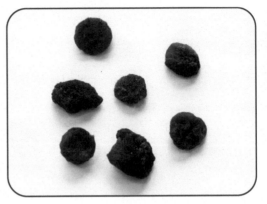
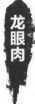

龙眼肉

当归 *

【来源】本品为伞形科植物当归的干燥根。

【性味】甘、辛，温。

【归经】归肝、心、脾经。

【功能应用】补血活血，调经止痛，润肠通便。用于血虚萎黄，眩晕心悸，月经不调，经闭痛经，虚寒腹痛，风湿痹痛，跌扑损伤，痈疽疮疡，肠燥便秘。酒当归活血通经。用于经闭痛经，风湿痹痛，跌扑损伤。

【用法用量】6~12克。或入丸、散；或浸酒；或敷膏。

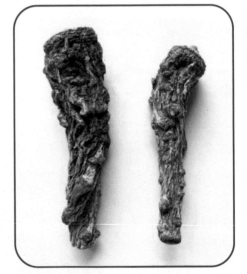

当归

白芍

【来源】本品为毛茛科植物芍药的干燥根。

【性味】苦、酸，微寒。

【归经】归肝、脾经。

【功能应用】养血调经，敛阴止汗，柔肝止痛，平抑肝阳。用于血虚萎黄，月经不调，自汗，盗汗，胁痛，腹痛，四肢挛痛，头痛眩晕。

【用法用量】6～15克。

【按语】❶虚寒之证不宜单独使用。❷不宜与藜芦同用。

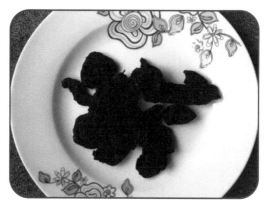
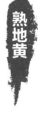

白芍

熟地黄

【来源】本品为生地黄的炮制加工品。

【性味】甘，微温。

【归经】归肝、肾经。

【功能应用】补血滋阴，益精填髓。用于血虚萎黄，心悸怔忡，月经不调，崩漏下血，肝肾阴虚，腰膝酸软，骨蒸潮热，盗汗遗精，内热消渴，眩晕，耳鸣，须发早白。

【用法用量】9～15克。

熟地黄

玉竹 *

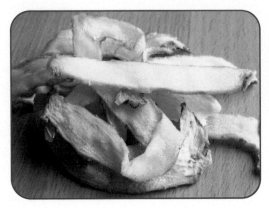

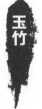
玉竹

【来源】本品为百合科植物玉竹的干燥根茎。

【性味】甘，微寒。

【归经】归肺、胃经。

【功能应用】养阴润燥，生津止渴。用于肺胃阴伤，燥热咳嗽，咽干口渴，内热消渴。

【用法用量】6～12克。

【按语】胃有痰湿气滞者忌服。

百合 *

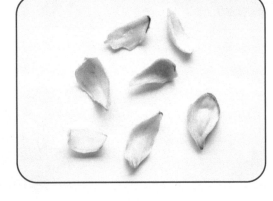

百合

【来源】本品为百合科植物卷丹、百合或细叶百合的干燥肉质鳞叶。

【性味】甘，寒。

【归经】归心、肺经。

【功能应用】养阴润肺，清心安神。用于阴虚燥咳，劳嗽咳血，虚烦惊悸，失眠多梦，精神恍惚。

【用法用量】6～12克。鲜品用量可加倍。

【按语】❶风寒咳嗽、虚寒出血、脾胃不佳者忌食。❷大量服食时宜慎。

枸杞子 *

【来源】本品为茄科植物宁夏枸杞的干燥成熟果实。

【性味】甘，平。

【归经】归肝、肾经。

【功能应用】滋补肝肾，益精明目。用于虚劳精亏，腰膝酸痛，眩晕耳鸣，阳痿遗精，内热消渴，血虚萎黄，目昏不明。

【用法用量】6～12克；或浸酒服。

【按语】外邪实热，脾虚有湿及泄泻者忌服。

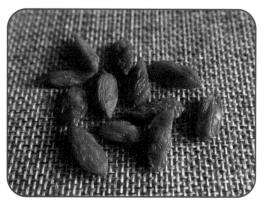
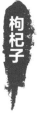

枸杞子

桑葚

【来源】本品为桑科植物桑的干燥果穗。

【性味】甘、酸，寒。

【归经】归心、肝、肾经。

【功能应用】滋阴补血，生津润燥。用于肝肾阴虚，眩晕耳鸣，心悸失眠，须发早白，津伤口渴，内热消渴，肠燥便秘。

【用法用量】9～15克。

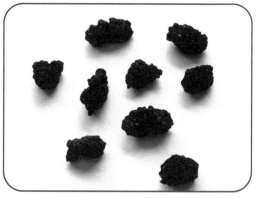
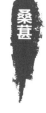

桑葚

黄精

【来源】本品为百合科植物滇黄精、黄精或多花黄精的干燥根茎。

【性味】甘，平。

【归经】归脾、肺、肾经。

【功能应用】补气养阴，

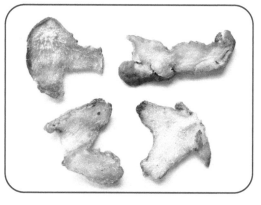
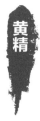

黄精

健脾，润肺，益肾。用于脾胃气虚，体倦乏力，胃阴不足，口干食少，肺虚燥咳，劳嗽咳血，精血不足，腰膝酸软，须发早白，内热消渴。

【用法用量】9～15克。鲜品30～60克。

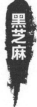

黑芝麻 ×

【来源】本品为脂麻科植物脂麻的干燥成熟种子。

【性味】甘，平。

【归经】归肝、肾、大肠经。

【功能应用】补肝肾，益精血，润肠燥。用于精血亏虚，头晕眼花，耳鸣耳聋，须发早白，病后脱发，肠燥便秘。

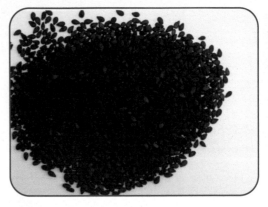

【用法用量】9～15克。

【按语】患有慢性肠炎、便溏腹泻者忌食。

北沙参

【来源】本品为伞形科植物珊瑚菜的干燥根。

【性味】甘、微苦，微寒。

【归经】归肺、胃经。

【功能应用】养阴清肺，益胃生津。用于肺热燥咳，劳嗽痰血，热病津伤，咽干口渴。

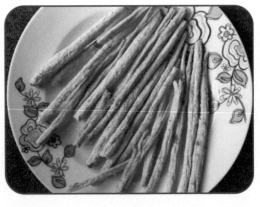

【用法用量】5～12克。

【按语】❶风寒作嗽及肺胃虚寒者忌服。❷不宜与藜芦同用。

石斛

【来源】本品为兰科植物金钗石斛、鼓槌石斛或流苏石斛的栽培品及其同属植物近似种的新鲜或干燥茎。

【性味】甘，微寒。

【归经】归胃、肾经。

【功能应用】益胃生津，滋阴清热。用于热病津伤，口干烦渴，胃阴不足，食少干呕，病后虚热不退，阴虚火旺，骨蒸劳热，目暗不明，筋骨痿软。

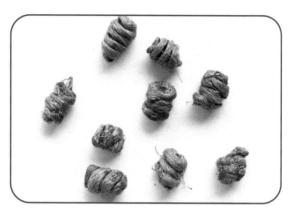

石斛

【用法用量】6～12克，鲜品15～30克。或入丸、散，或熬膏。鲜石斛清热生津力强，热津伤者宜之；干石斛用于胃虚夹热伤阴者。

麦冬

【来源】本品为百合科植物麦冬的块根。

【性味】甘、微苦，微寒。

【归经】归心、肺、胃经。

【功能应用】养阴生津，润肺清心。用于肺燥干咳，阴虚劳嗽，喉痹咽痛，津伤口渴，内热消渴，心烦失眠，肠燥便秘。

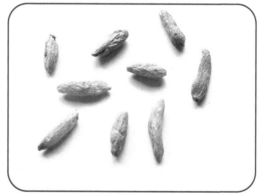

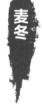

麦冬

【用法用量】6～12克。

【按语】虚寒泄泻、湿浊中阻、风寒或寒痰咳喘者均禁服。

鳖甲

【来源】本品为鳖科动物鳖的背甲。

【性味】咸，微寒。

【归经】归肝、肾经。

【功能应用】滋阴潜阳，退热除蒸，软坚散结。用于阴虚发热，骨蒸劳热，阴虚阳亢，头晕目眩，虚风内动，手足瘛疭，经闭，癥瘕，久疟疟母。

【用法用量】9~24克。先煎，还可熬膏，或入丸、散。

【按语】脾胃虚寒、食少便溏及孕妇慎用。

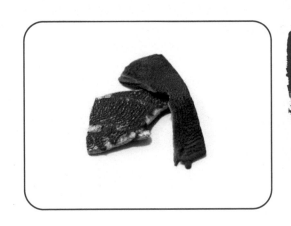

鳖甲

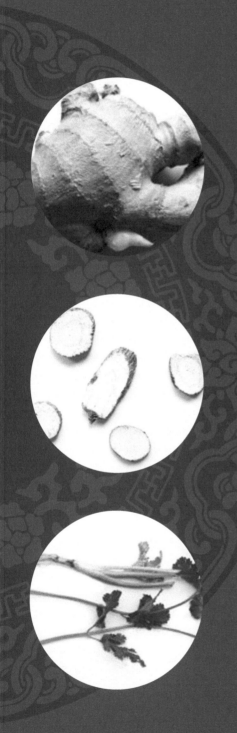

第二章 精品药膳中常用食材

花胶（鱼鳔）

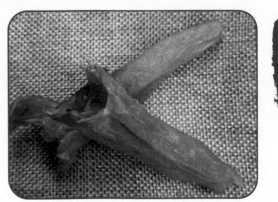
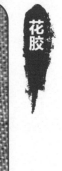

【来源】为石首鱼科动物大黄鱼、小黄鱼或鲟科动物中华鲟、鳇鱼等的鱼鳔。取得鱼鳔后，剖开，除去血管及黏膜，洗净，压扁，晒干；或洗净鲜用。溶化后，冷凝成的冻胶，称为"鳔胶"。

【性味】甘，平。

【归经】《本草新编》："入肾。"

【功能应用】补肾益精，滋养筋脉，止血，散瘀，消肿。用于肾虚滑精，产后风痉，破伤风，吐血，血崩，创伤出血，痔疮。

【用法用量】内服：煎汤，15~25克；熬膏或研末入丸，散。外用：溶化涂敷。

【按语】胃呆痰多者忌服。

银耳

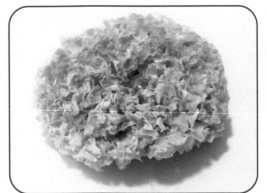
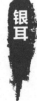

【来源】为银耳科银耳的子实体。

【性味】甘、淡，平。

【归经】归肺、胃、肾经。

【功能应用】滋补生津，润肺养胃。用于虚劳咳嗽，痰中带血，津少口渴，病后体虚，气短乏力。现有用于防止癌症放化疗期白细胞下降等症。

【用法用量】内服：煎汤，3~10克；或炖冰糖、肉类服。

【按语】❶风寒咳嗽者及湿热酿痰致咳者禁用。❷糖尿病患者慎食。

无花果

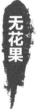

【来源】本品为桑科榕属植物无花的果实，其根及叶也入药。

【性味】果：甘、平。根、叶：淡、涩，平。

【功能应用】果：润肺止咳，清热润肠。用于咳喘，咽喉肿痛，便秘，痔疮。根、叶：肠炎，腹泻；外用治痈肿。

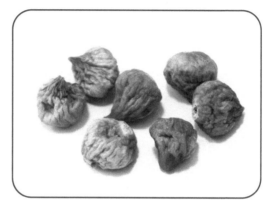

【用法用量】果、叶：25～50克；根、叶外用适量，煎水熏洗患处。

枸杞叶

【来源】为茄科植物枸杞的嫩茎叶。

【性味】苦、甘，凉。

【归经】归肝、脾、肾经。

【功能应用】补虚益精，清热明目。用于虚劳发热，烦渴，目赤昏痛，降翳夜盲，崩漏带下，热毒疮肿。现有用于急性结膜

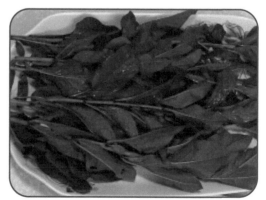

炎，视力减退，五劳七伤，白带异常等症。

【用法用量】内服：煎汤，鲜品60～240克；或煮食；或捣汁。外用：适量，煎水洗。

【按语】大便滑泄之人忌食。

牛肉

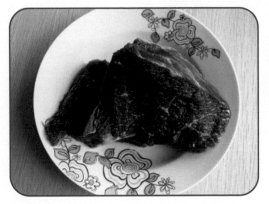

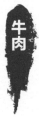

牛肉

【来源】为牛科动物黄牛或水牛的肉。

【性味】甘，水牛肉性凉，黄牛肉性温。

【归经】归脾、胃经。

【功效应用】补脾胃，益气血，强筋骨。用于脾胃虚弱，气血不足，虚劳羸瘦，腰膝酸软，消渴，吐泻，痞积，水肿。

【用法用量】内服：煮食、煎汁，适量；或入丸剂。

【按语】❶黄牛肉性温，热盛、温热症者不宜食用。❷牛蹄筋强筋壮骨，益气补虚，温中暖中。用于虚劳羸瘦、腰膝酸软、产后虚冷、腹痛寒疝、中虚反胃；牛肚补益脾胃。入脾、胃经，用于病后体虚，脾胃虚弱，消化不良等。

乌骨鸡

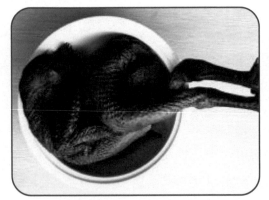

乌骨鸡

【来源】为雉科动物乌骨鸡的肉。

【性味】甘，平。

【归经】归肝、肾、肺经。

【功效应用】补肝肾，益气血，退虚热。用于虚劳羸瘦，骨蒸痨热，消渴，遗精，滑精，久泻，久痢，崩中，带下。

【用法用量】内服：煮食，适量；或入丸、散。

【按语】感冒发烧、咳嗽多痰时忌食。

羊肉

【来源】为牛科动物山羊或绵羊的肉。

【性味】甘，热。

【归经】归脾、胃、肾经。

【功效应用】温中健脾，补肾壮阳，益气养血。用于脾胃虚寒，食少反胃，泻痢，肾阳不足，气血亏虚，虚劳羸瘦，腰膝酸软，阳痿，寒疝，产后虚羸少气，缺乳。

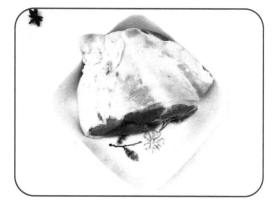

【用法用量】内服：煮食或煎汤，125～250克；或入丸剂。

【按语】❶外感时邪或有宿热者禁服。❷孕妇不宜多食。❸羊肉与西瓜同食会伤元气。❹加核桃仁、生姜同煮，可去膻气。❺羊肚补益脾气、温中健胃，用于脾胃虚弱、形体消瘦、饮食减少、四肢乏力、大便溏薄、气阴不足、多饮多食、小便频多、自汗盗汗等。羊肾补肾气、益精髓，用于肾虚劳损、腰脊疼痛、足膝痿弱、耳聋、消渴、阳痿、尿频、遗溺。羊奶补虚润燥、开胃止呕、解毒，用于虚劳羸瘦、消渴、便秘、反胃。

羊骨

【来源】为牛科动物山羊或绵羊的骨骼。

【性味】甘，温。

【归经】入肾经。

【功效应用】补肾，强筋骨，止血。用于虚劳羸瘦，腰膝无力，筋骨挛痛，白浊，久泻久痢，月经过多，鼻衄，便血。

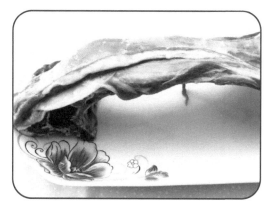
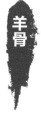

【用法用量】内服：煎汤或煅存性入丸、散。外用：煅存性研末撒。

【按语】《备急千金要方·食治》："宿有热者不可食。"

羊肾

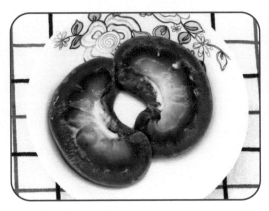

【来源】为牛科动物山羊或绵羊的睾丸。

【性味】甘，温。

【归经】归肾经。

【功效应用】补肾，益精，助阳。用于肾虚腰痛，遗精，滑精，带下，阳痿，消渴，小便频数，疝气，睾丸肿痛。

【用法用量】煮食或入丸剂。

鸡肉

【来源】为雉科动物家鸡的肉。

【性味】甘，温。

【归经】归脾、胃经。

【功效应用】温中益气，补精填髓。用于虚劳羸弱，病后体虚，食少纳呆，反胃，腹泻下痢，消渴，水肿，小便频数，崩漏，带下，产后乳少。现有用于肝血不足，头晕，眼花等症。

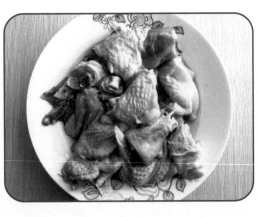
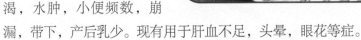

【用法用量】内服适量，煮食或炖汤。

【按语】❶肥腻壅滞，有外邪者皆忌食之。❷鸡肉不宜与鲤鱼、糯米、芥末、大蒜、菊花、芝麻同食。❸实证、邪毒未清者慎用。

鸽肉

【来源】为鸠鸽科动物原鸽、家鸽、岩鸽的肉。

【性味】咸，平。

【归经】归肝、肾、肺经。

【功效应用】滋肾益气，祛风解毒，调经止痛。用于虚羸，妇女血虚经闭，消渴，久疟，麻疹，肠风下血，恶疮，疥癣。

【用法用量】内服：煮食，适量。

【按语】不宜多食。

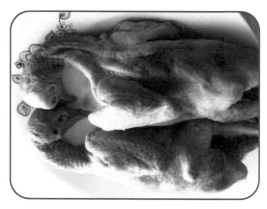

鸭肉

【来源】为鸭科动物家鸭的肉。

【性味】甘、咸，平。

【归经】归脾、肺、肾经。

【功效应用】补益气阴，利水消肿。用于虚劳骨蒸，咳嗽，水肿。

【用法用量】内服：适量，煨烂熟，吃肉喝汤。

【按语】❶外感未清，脾虚便溏，肠风下血者禁食。❷鸭肉忌与兔肉、杨梅、核桃、鳖、木耳、大蒜、荞麦同食。❸对于素体虚寒、受凉引起的不思饮食、胃部冷痛、腹泻清稀、腰痛及寒性痛经以及肥胖、动脉硬化、慢性肠炎者应少食；感冒患者不宜食用。

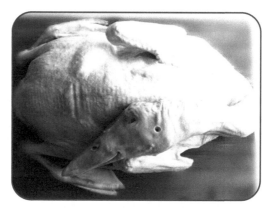

【来源】为猪科动物猪的肉。

【性味】甘，平。

【归经】归脾、胃、肾经。

【功效应用】补肾滋阴，养血润燥，益气，消肿。用于肾虚羸瘦，血燥津枯，燥咳，消渴，便秘，虚肿。

【用法用量】煮食，30～60克。

【按语】❶湿热、痰滞内蕴者慎服。❷猪肉不宜与乌梅、甘草、鲫鱼、虾、鸽肉、田螺、杏仁、驴肉、羊肝、香菜、甲鱼、菱角、荞麦、鹌鹑肉、牛肉同食。❸食用猪肉后不宜大量饮茶。❹肥胖人群及血脂较高者不宜多食。❺猪蹄补气血、润肌肤、通乳汁、托疮

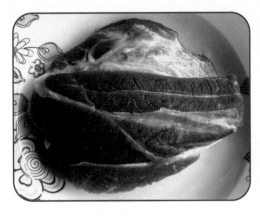

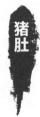

猪肉

毒，用于虚劳羸瘦、气血不足、产后乳少、面皱少华、痈疽疮毒；猪肾补肾阴、理肾气、通膀胱、止消渴，用于肾虚所致的腰膝酸痛、肾虚遗精、耳聋、水肿、小便不利；猪肚补虚弱、健脾胃，用于虚劳羸瘦、咳嗽、脾虚食少、消渴、小便频数、泄泻、水肿脚气、妇人赤白带下、小儿疳积等。

猪肚

【来源】为猪科动物猪的胃。

【性味】甘，温。

【功效应用】补虚损，健脾胃。用于虚劳羸弱，泄泻，下痢，消渴，小便频数，小儿疳积。

【用法用量】内服：煮食或入丸剂。

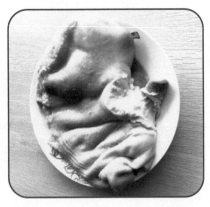

猪肚

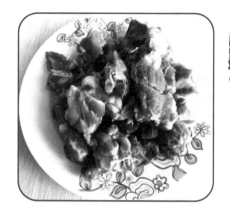

猪骨

【来源】为猪科动物猪的骨头。

【性味】涩，平。

【功效应用】用于下痢、疮癣。

【用法用量】内服：煎汤或烧灰研末。外用：烧灰调敷或馏油涂。

猪脚

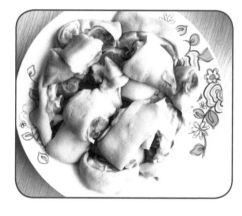

【来源】为猪科动物猪的蹄。

【性味】甘咸，平。

【归经】《本草便读》："入胃经。"

【功效应用】补血，通乳，托疮。用于妇人乳少，痈疽，疮毒。

【用法用量】内服：煮食。外用：煎汤洗。

猪脑

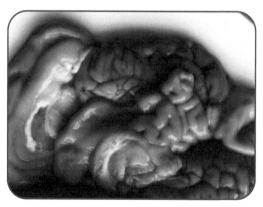
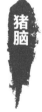

【来源】为猪科动物猪的脑髓。

【性味】甘，寒。

【功效应用】用于头风、眩晕，涂冻疮、皲裂。

❶《别录》："主风眩、脑鸣及冻疮。"

❷《纲目》："治手足皲裂出血，以酒化洗，并涂之。"

❸《四川中药志》："补骨髓，益虚劳，治神经衰弱，偏正头风及老人头眩。"

猪肾

【来源】为猪科动物猪的肾，即俗称"猪腰子"。

【性味】咸，平。

【归经】归肝、肾经。

【功效应用】用于肾虚腰痛，身面水肿，遗精，盗汗，老人耳聋。

【用法用量】内服：煮食或煎汤。

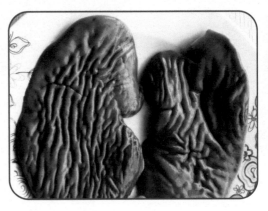
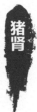
猪肾

猪心

【来源】为猪科动物猪的心。

【性味】甘、咸，平。

【归经】归心经。

【功效应用】养心安神，镇惊。用于惊悸怔忡，自汗，失眠，神志恍惚，癫，狂，痫。

【用法用量】内服：煮食，或入丸剂。

【按语】《本草图经》："不与吴茱萸合食。"

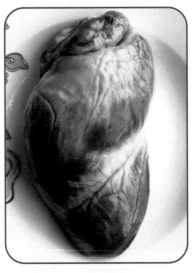
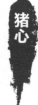
猪心

墨鱼干

【性味】甘、咸，平。

【功效应用】益气强筋，滋肝肾，补血脉，愈崩淋，利胎，调经血。具有壮阳健身，益血补肾，健胃理气的功效；用于阴虚体质，贫血，妇女血虚经闭，带下，崩漏者食用。

【用法用量】每次约30克。

【按语】脾胃虚寒的人应少吃；高血脂、高胆固醇血症、动脉硬化等心血管病及肝病患者应慎食；患有湿疹、荨麻疹、痛风、肾脏病、糖尿病、易过敏等疾病的人忌食；乌贼鱼肉属动风发物，故有病之人酌情忌食。

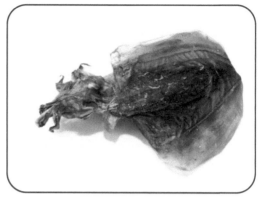

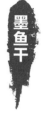

墨鱼干

鲤鱼

【来源】为鲤科动物鲤鱼的肉或全体。

【性味】甘，平。

【归经】归脾、胃、肾、胆经。

【功效应用】健脾和胃，利水下气，通乳，安胎。用于胃痛，泄泻，水湿肿满，小便不利，脚气，黄疸，咳嗽气逆，胎动不安，妊娠水肿，产后乳汁稀少。

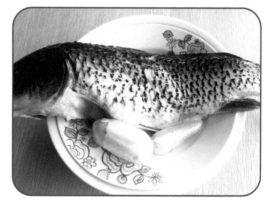

鲤鱼

【用法用量】内服：蒸汤或煮食，100～240克。

【按语】❶风热者慎服。❷鲤鱼忌与绿豆、芋头、牛羊油、猪肝、鸡肉、荆芥、甘草、南瓜、赤小豆和狗肉同食，也忌与中药中的朱砂同服；鲤鱼与咸菜相克。

鳙鱼头

【来源】为鲤科动物鳙鱼的头。捕捞后，取其头部，除去鳃，洗净，鲜用。

【性味】甘，温。

【功效应用】补虚，散寒。用于头晕，风寒头痛。

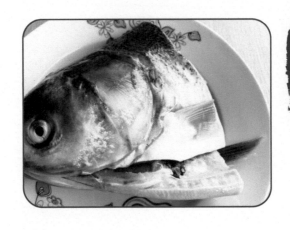

鳙鱼头

【用法用量】内服：煎汤，1个。

鳖

【来源】为鳖科动物中华鳖的肉。

【性味】甘，平。

【归经】归肝、肾经。

【功效应用】滋阴凉血，补肾。用于阴血亏损所致骨蒸劳热，五心烦热，午后低热，遗精等。现有用于癌症。

【用法用量】内服：煎汤，250～500克，熬膏或入丸、散。

【按语】❶脾胃阳虚及孕妇忌服。❷忌苋菜。❸肠胃功能虚弱、消化不良的人应慎吃，尤其是患有肠胃炎、胃溃疡、胆囊炎等消化系统疾病患者不宜食用。

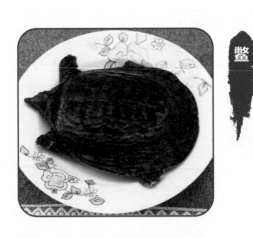

鳖

中华精品药膳制作

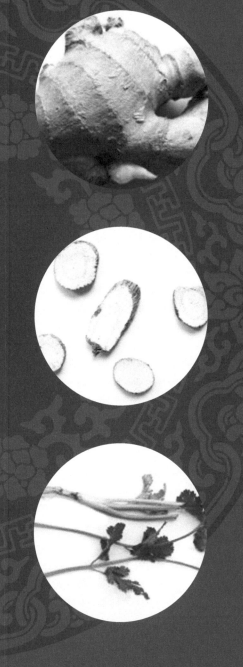

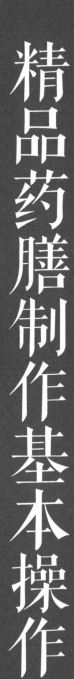

第三章 精品药膳制作基本操作

一
药膳原料的准备

1. 中药的炮制

（1）净选：清除杂质、分离和清除非药用部位以适应药膳的应用。

（2）去根或茎：用茎部分的药物一般需除去主根、支根、须根等非药用部位，如石斛、芦根、藕节等。用根部的药物往往需除去残茎，如防风。

（3）去皮壳：一些药物的表皮（栓皮）及果皮、种皮属非药用部位（如桃仁、苦杏仁去皮），或果皮与种子两者作用不同（如白扁豆去皮），故除去或分离，以达到洁净药物或分离不同药用部位的目的。另一些药物外皮有一定毒副作用也应除去。

（4）去毛：有些药物表面或内部常着生许多绒毛，服后会刺激咽喉引起咳嗽或其他有害作用，故需除去，消除其副作用。不同药物，去毛方法也不相同，如鹿茸的茸毛先用刀器基本刮净，再置酒精灯上稍燎一下，用布擦净毛茸。

（5）去心：去心作用包括除去非药用部位（牡丹皮、地骨皮、巴戟天、五加皮的木质心不入药用，在产地趁鲜将心除去）、分离药用部位（莲子的心清心热，而莲子肉能补脾涩精，故需分别入药）。

（6）去芦：芦又称芦头，一般指药物的根茎、叶茎等部位，习惯去芦的药物有人参、党参、桔梗、地榆、牛膝、续断等。

此外，还有去核、去瓤、去枝梗、去头尾足翅、去残肉等。

2. 食物的初步加工

食物的初步加工主要包括：禽类、畜类、水产品的加工，干货涨发，蔬果原料、调味品的准备等。

食物形状加工：煮制中，冬瓜、凉瓜、佛手瓜等常带皮使用；青橄榄原粒使用；干菜宜剪成段，如菜干、剑花等；小的冬菇、猴头菇可原个使用，大的宜切成片。焖制中，冬瓜、萝卜等宜切成长方块或三角形。

3. 原料的初步熟处理

根据原料的特性和菜肴的需要，用水或油对原料采用炟、飞水、滚、煨、炸等方法进行初步熟处理。如干莲子、鲜菇用沸水炟；动物内脏、鲜鱿鱼、肉料进行飞水；牛腩、猪肺、原个猪肚冷水滚；腰果、花生进行油炸等。

药膳食疗方中的中药和食物不能采用同一种方法烹调，或者药膳食疗方中的中药种类太多，中药的主要有效成分不易溶出时，中药和食物需单独预制作，以备合烹。

二
药膳制作方法

药膳制作主要有炖、焖、蒸、煮、熬、炒、卤、炸、烧、煨、烤、冒、煲、泡、拌、粥、糕、糖、汤、酒、饮等方法。

1. 炖

炖是将中药与食物加清水，放入调味品，武火烧开，用小火或微火，煮至熟烂的烹调方法。要点为：腥膻味的原料入锅前，一定要在沸水锅内汆去血污或腥臊；药物一般用纱布包好，入锅前最好用清水浸泡几分钟；炖的时间一般掌握在2～3小时左右；炖法适用于肌纤维粗韧的肉类和耐长时间加热的原料或药料。其特点是原汁原味，质地软烂，如十全大补汤、黄芪鹌鹑。

2. 焖

焖是先将药物和食物用油炝加工后，加入汤水和调味品，用文火焖至酥烂的烹制方法。要点为：先将原料切成小块；油炝之前，应先将锅中油炼至适当温度；油炝之后，再加入药物、调料、汤汁，切记盖紧锅盖；用文火焖熟。其特点是酥烂、汁浓、味厚，如枣杏焖鸡、参芪鸭条。

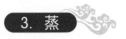

3. 蒸

　　蒸是利用水蒸气加热来烹制药膳的方法。将原料经炮制加工后放入耐高温容器内，加入调味品，加汤汁或清水(不加汤汁或清水者为旱蒸)，待水沸武火时上笼蒸熟（笼内温度可高达120℃以上），火候视原料的性质而定。要点为：一般不易蒸熟烂的药膳可用武火，需保持形状和色泽美观的用中火慢蒸；有些药膳在蒸熟后还要进行第二次调味，如整条鱼、鸡等。

　　蒸法有：粉蒸，拌好药、食物后再包米粉上笼蒸，如荷叶粉蒸鸡等；包蒸，拌好药、食物后用菜叶或荷叶包严上笼蒸，如荷叶凤脯等；封蒸，拌好药、食物后置容器中加盖，湿绵纸封严上笼蒸，如虫草鸭子等；清蒸，即清炖，与隔水炖法相似，将药物和食物放在容器中，加调料、白汤或清水上笼蒸，如田七鸡等；扣蒸，拌好药、食物后排放在特定容器内上笼蒸（其法分明扣、暗扣，明扣为面形朝上排成，暗扣为面形朝下排成），蒸好后再翻扣在汤碗中，如参蒸鳝段、天麻鱼头等；汽锅蒸，拌好药、食物后放在一种特制的土陶汽锅内蒸制的方法，此种锅的底部中心有一汽筒直通锅内，蒸汽由汽筒冲入锅内的原料中，由于上面有盖，这样蒸汽一方面充当热量传递的媒介，另一方面蒸汽与原料结合后的生成物又随水汽凝沉于锅中。其特点是有利于保持原汁和药性，如虫草汽锅鸡等。

4. 煮

　　煮是将中药和食物一起放入适量汤汁或清水中，并用武火烧沸，再用文火煮熟的烹调方法。要点为：煮的时间比炖的短，适用于体小、质软的材料。其特点是口味清鲜。

5. 熬

　　熬是将药物食物经初加工炮制后，入锅加清水，用武火烧沸后加入调料，再改用文火熬至汁稠烂熟的烹制方法。要点为：将原料用水涨发，择去杂质，撕成小块；武火烧沸后撇净浮沫，再用文火；所需时间比炖更长，一般都在3小时以上；多适用于烹制含胶质重的原料。其特点是汁稠味浓。

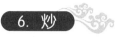

6. 炒

　　先将油锅烧热后，倒入药膳原料，用武火快速翻炒至熟的一种烹调方法。要点为：使用中药汁液入药膳炒的，可先用药液调拌食物，或将药液直接加入锅内，或成膳后勾汁，炒时先烧热锅，用油滑锅后，再注入适量的油烧至适当温度，下入原料用手勺或铲翻炒，动作要迅速，炒熟或断生即成；直接可以食用的味美色鲜的药物也可以同食物一起炒成；芳香性的药物大多在临起锅时勾汁加入，以保持其气味芬芳。

　　炒法有：①生炒，药食原料不上浆，先投入热油锅中炒至五六成熟，再放入配料一起炒至八成熟，加入调味品，迅速颠翻几下，断生即好，如生煸枸杞子等。②熟炒，食物加工成半熟或全熟后，切成片、块，放入热油锅煸炒，先后加入药物、辅料、调味品和汤汁，翻炒几下即成。本法所制药膳特点是鲜香入味，如解暑酱包兔等。③滑炒，将食物和药物加工成丝、丁、片、条，用食盐、淀粉、鸡蛋调匀上浆后，放入武火热油的锅里迅速滑散翻炒，对汁投料，急火速成，本法所制药膳特点是滑嫩香鲜，如杜仲腰花等。④干炒，将食物和药物经刀工切制后，再调味拌渍(不用上浆)，放入八成热的油锅中翻炒，待水气炒干微黄时，加入调料同炒，汁尽起锅，其特点干香脆嫩，如枸杞子肉丝等。

7. 卤

　　将经过初加工后的中药与食物，放入卤汁中，卤至熟透的烹调方法。要点为：卤汁的配制；卤汁每次使用过后，要注意保持清洁，避免腐败变质。其特点是味厚气香。

8. 炸

　　将药膳原料加工调味后，挂糊或不挂糊，投入热油中，加热至熟或黄脆的方法。要点为：要求武火，油热，原料下锅时有爆炸声，掌握好火候，防止过热烧焦。

　　炸法有：①清炸，将食物生料或半生熟料加酱油、绍酒、食盐、调料和药汁后，下油锅炸，一般清炸的原料都不挂糊。本法所制药膳外脆里嫩，如山楂肉干等。②干炸，将药物和食物生料加调料拌渍后，经过药糊挂糊再下入油锅中炸熟。本法所制药膳里外酥透，如干炸萝卜丸等。③软炸，将无骨食物切成形状较小的块、片、条，用调料、药粉调成浆挂糊后，下到五六成热的温油锅里炸制，本法讲究温度，不宜过高或过低，以免发生烧焦或脱浆的现象。炸时避免粘连，炸到外表发硬(约七八成熟)后，用漏勺捞出，待油温升高后再炸一次。本法所制药膳特点是略脆鲜嫩，如软炸淮山兔等。④酥炸，将原料加工(煮、蒸熟烂)后，在外挂上蛋和药粉调糊，下油锅炸至深黄色发酥即可。本法所制药膳特点是香酥肥嫩，如淮山肉麻丸等。炸法还有松炸、包炸等方法。

9. 烧

先将药膳原料煸、炒或炸处理后，调味调色，再加入药物和汤或清水，武火烧开，文火焖透，烧至汤汁浓稠的方法。要点为：掌握好汤或清水的量，一次加足，避免烧干或汁多。其特点是汁稠味鲜。烧法有生烧、干烧等方法。

10. 煨

用文火或余热将中药、食物进行较长时间烹制的方法。要点为：将药食炮制后置于容器中，加入调味品和适量水慢慢煨至软烂。特点是汤汁浓稠，口味肥厚；沿袭民间单方的烹制法，即烹制的药物和食物预先经过一定的方法处理，再用阔荷叶或湿草纸包裹好，埋入刚烧的草木灰中，利用草木灰余热将其煨熟。本煨法时间较长，过程中要添几次热灰。

11. 制药膳粥

将中药与米谷共同煮熬而成。

要点为：制药粥的方法主要分两种。一种是药、米同煮，适用于那些能够食用而且适宜和米谷同锅烹煮的中药。这类药粥不但效用显著，还能丰富药粥的滋味和形色，如莲实粥、苡仁红枣粥等。另一种是药、米分制，具体又分两种形式。

（1）提汁　即提取药物浓汁，再与米谷同煮粥。其法又分为"汁煮粥"和"粥掺汁"两种。"汁煮粥"，先将药物榨汁或提汁，再与米谷同煮，此法适用于不宜与米谷同煮的中药，如甘蔗粥、竹叶粥等，还适用于不能食用或者感官刺激太强的药物，如当归、川芎；"粥掺汁"，先将药物榨汁或提汁，待米谷煮熟成粥后，将药汁掺入粥内调匀，此法适用于鲜嫩汁多的中药，如生地黄粥等。

（2）打粉　将药物研末，待粥熟后，一边撒入药粉，一边搅匀，粥稠即可。主要适用于不宜久煮而又可以食用的中药，如荜茇粥等。

其特点为：简易方便，吸收快捷，不伤脾胃，老少皆宜，可作病愈体虚者调养之用，有的还能治疗或辅助治疗某些疾病，长期服用可滋补强壮，抗衰延年。

12. 制药酒
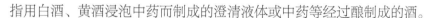

指用白酒、黄酒浸泡中药而制成的澄清液体或中药等经过酿制成的酒。

要点为：先将药物适当初加工（如洗净、粉碎或切段等），再加入白酒；可根据具体情况选用浸渍法、渗滤法或其他适宜方法制酒剂，目前药膳餐厅大都采用浸泡法，工业生产上一般采用渗滤法；浸泡后，须再经静置、澄清、过滤、分装。有的在澄清后加入冰糖或蜂糖调味。其特点：使药物之性借酒的力量遍布到身体的各部位，多用于治疗风湿痹痛以及气滞血瘀等证。

13. 其他制作方法

烤是将中药打粉和食物拌匀，加入调味品，用火烤制的烹调方法；拌是将食物和中药加入调料，拌匀的烹调方法；饭食类制作是以稻米、糯米、小麦面粉等为基本材料，加入具有补益且性味平和的药物制成的米饭和面食类食品；糖是将药物研粉，与白糖同放入锅内，加少量水，用中火熬成稠状液体，倒入容器内，凝固的烹调方法；糕是将药物和食物打粉，加入调料拌匀，经过烙、烤、蒸制而成的烹调方法；其他如熘、炝、腌、冻、烩、挂霜等烹调方法也是药膳常用的制作方法。

药膳制作过程中的处理方法还有煸炒（如辣椒、荷兰豆、芥蓝等）、干煸（如韭黄、银针等）、滚煨（笋料等）及泡油再煨（如西兰花等）等多种。

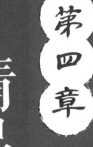

第四章

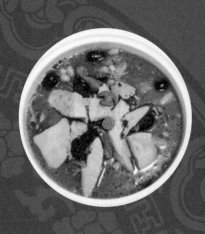

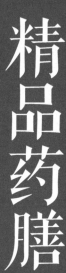

精品药膳

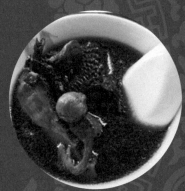

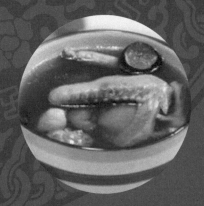

一 汤品

十全大补汤

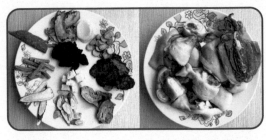

【药食同源】党参10克，黄芪10克，茯苓10克，当归5克，肉桂5克，甘草3克，大枣12枚，生姜20克。

【药材】白术10克，熟地黄10克，白芍10克，川芎3克。

【食材】干墨鱼、母鸡、鸭、猪肚、肘子各250克，排骨500克，冬笋、蘑菇、花生米、葱各50克，调料适量。

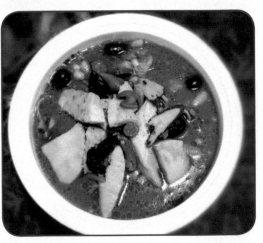

【操作步骤】将党参、黄芪、白术、茯苓、熟地黄、白芍、当归、肉桂、川芎、甘草、大枣用清水洗净，生姜去皮切片，葱切段，花生米洗净，将鸡、鸭、猪肚、排骨、肘子洗净，剁成小块，干墨鱼泡发洗净，冬笋去皮洗净切片，蘑菇（干蘑菇泡开）洗净；所有食材药材一起放入砂锅内。加入清水适量，砂锅上旺火烧开，去浮沫，加入盐、料酒改小火炖至熟烂，约1.5小时。

【功效应用】温补气血。用于气血两虚，面色萎黄，头晕目眩，四肢倦怠，气短懒言，心悸怔忡，饮食减少等。

【按语】❶本膳味厚偏于滋腻，故外感未愈、阴虚火旺、湿热偏盛之人不宜服用。❷可添加枸杞子、蜜枣食用。❸党参可以用人参代替。

八宝鸡汤

【药食同源】党参10克，茯苓10克，当归8克，炙甘草6克。

【药材】炒白术10克，白芍10克，熟地黄15克，川芎7.5克。

【食材】走地鸡1只。

【操作步骤】❶党参、茯苓、白术、白芍、甘草、熟地黄、当归、川芎清水洗净；❷将鸡肉去净毛洗净，斩件，焯水后洗净；❸将鸡肉和其他药材放入锅中，加水适量、用武火烧开，用文火炖至鸡肉熟烂，加盐少许即成。

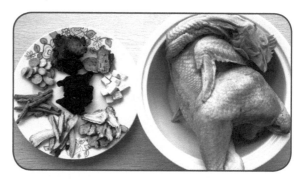

【功效应用】补气血，健脾益肺，能增强人体组织器官的功能和免疫力。用于气血两虚，面色萎黄，食欲不振，四肢乏力等症。

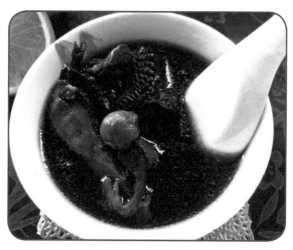

【按语】❶阴虚内热，月经过多者不宜食用。❷党参、白芍不能与藜芦一起食用。❸可添加龙眼肉或蜜枣。

人参龙眼乳鸽汤

【药食同源】人参10克，大枣3粒，龙眼肉20克，生姜片适量。

【食材】乳鸽2只，瘦猪肉150克，盐适量。

【操作步骤】乳鸽洗净斩件，瘦猪肉斩件，焯水洗净；人参、龙眼肉、大枣洗净同入砂锅，入生姜及肉料，大火烧开，转小火煲，煲至乳鸽熟烂，精盐调味即可。

【功效应用】补益气血，健脾益肺。用于气血虚引起的眩晕、血虚萎黄，大出血后的身体虚弱，脾气虚弱的食欲不振、呕吐泄泻、食少便溏。

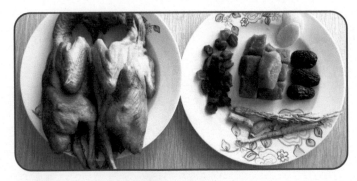

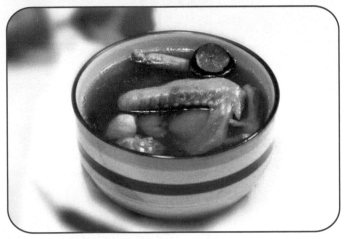

【按语】人参不宜与藜芦、五灵脂同用。

川芎白芷炖鱼头

【药食同源】白芷3~9克，胡椒、生姜各适量。

【药材】川芎3~9克。

【食材】鱼头500克，葱、盐各适量。

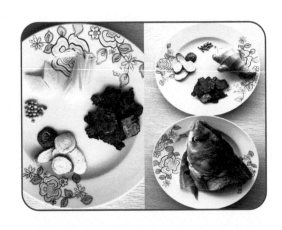

【操作步骤】将鱼头去鳃洗净，入炒锅煎至两面金黄，连同川芎、白芷、葱（切段）、胡椒、生姜（去皮切片）入砂锅；加水适量，

武火烧沸，再以文火炖半个小时，入盐调味。每日早晚吃鱼喝汤。

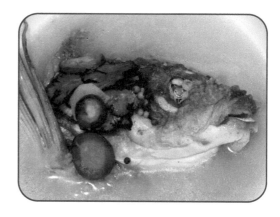

【功效应用】祛风散寒，活血止痛。用于外感风寒，头痛，头风，牙龈肿痛等。

【按语】川芎、白芷为辛温性烈之品，易伤阴助热，且气味浓烈难于食用，须控制用量；若有月经过多，阴虚火旺之头晕、头痛者，则不宜食用；素体阴虚或郁热者忌用。

山药茯苓煲乳鸽

【药食同源】山药20克，茯苓20克，龙眼肉5克，生姜2片。

【食材】眉豆50克，乳鸽1只（约350克），猪瘦肉250克，盐适量。

【操作步骤】山药、茯苓、眉豆洗净浸泡60分钟，龙眼肉洗净，乳鸽宰杀斩件，猪瘦肉斩件，入开水焯一下，清水洗净；将所有原料及清水入汤煲中，大火烧开，转小火煲，煲至乳鸽熟烂，精盐调味即可。

【功效应用】健脾益气，利湿。用于脾虚有湿引起的纳呆乏力、面黄身困，慢性胃炎、消化道溃疡、慢性肠炎等疾病的调治，气虚体质，是中、老年人四季，尤其是春夏常用调理品。

【按语】阴虚体质者仍需慎用。

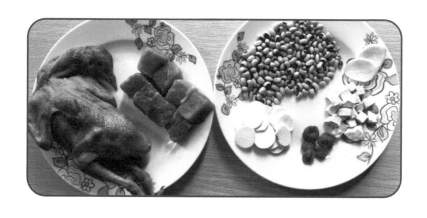

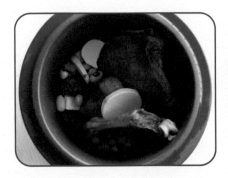
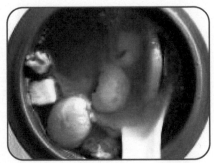

山药羊肉汤

【药食同源】山药50克，胡椒粉、生姜各适量。

【食材】羊肉500克，葱白、黄酒、精盐各适量。

【操作步骤】羊肉洗净斩件，开水焯一下，清水洗净待用，其他食材洗净。取砂锅入清水，所有食材药材入锅，猛火煮开，文火炖约1.5小时，至羊肉烂熟，调味后即可食用，饮汤食肉。

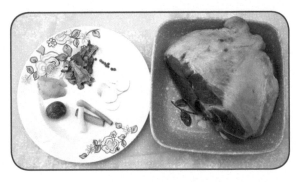

【功效应用】温中健脾，补肾壮阳，益气养血。用于脾胃虚寒所致的脘腹冷痛，口泛清涎，食少反胃，泻痢；肾阳不足，气血亏虚，虚劳羸瘦，腰膝酸软，阳痿，寒疝，产后虚羸少气、缺乳，寒湿凝滞型痛经。

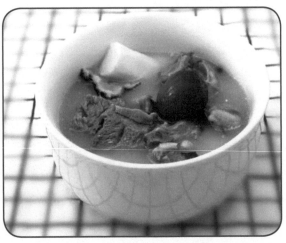

【按语】可适量添加当归片、蜜枣。

三七炖鸡

【**药食同源**】大枣6个，枸杞子10克，龙眼肉10克，生姜适量。

【**药材**】三七10克。

【**食材**】老母鸡1只（约1000克），料酒、盐各适量。

【**操作步骤**】将鸡宰杀后除净毛，剖腹去内脏，剁去头、爪，剁块，冲洗干净，入开水焯一下，清水洗净；三七用温水浸软后切成薄片或小粒，枸杞子和大枣洗净，生姜洗净切片，待用。将鸡、三七、枸杞子、大枣、龙眼肉、生姜片同入炖盅；另外置一口锅于火上，加水适量，加盐、料酒煮开，加入炖盅内，隔水炖2～3小时即可。

【**功效应用**】补血益气，散瘀止血。用于吐血，衄血，便血，血亏，贫血，阳虚盗汗及产后进补等。

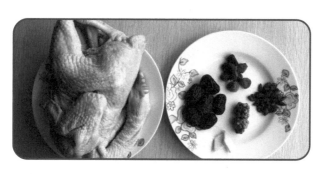

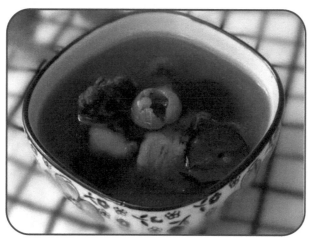

三花减肥汤

【药食同源】玫瑰花9克，代代花9克，桃仁3克，荷叶9克，薏苡仁3克。

【药材】茉莉花9克。

【操作步骤】薏苡仁清水浸泡30分钟，桃仁清水浸泡后，去皮尖，薏苡仁、桃仁、荷叶共煎水，用煎好的水冲泡玫瑰花、茉莉花、代代花，代茶饮。

【功效应用】疏肝理气，化浊降脂，活血祛瘀。用于气滞血瘀所致月经不调或痛经，单纯型肥胖症人群。

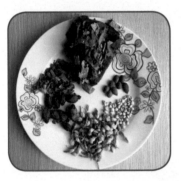 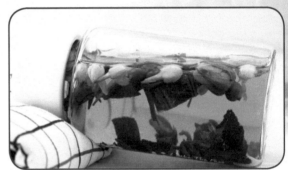

天麻炖鱼头

【药食同源】天麻10克，茯苓5克，生姜3片，龙眼肉适量。

【药材】川芎10克。

【食材】水库大鱼头1个，花雕酒、盐各适量。

【操作步骤】❶天麻、

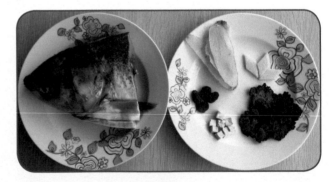

川芎、茯苓、龙眼肉洗净；❷大鱼头洗净，斩件后用少许盐拌匀，置锅于火上，入植物油、姜片、鱼头，鱼头煎至金黄色，烹入花雕酒，加沸水2000毫升，加入天麻、川芎、茯苓、龙眼肉，大火煮开，小火慢煮1小时，加盐调味即可。

【功效应用】补益肝肾，祛风通络。用于头晕眼花，偏头痛及风寒湿痹等。

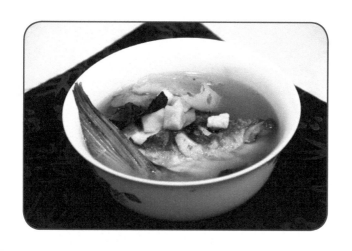

天麻陈皮炖猪脑

【**药食同源**】陈皮3片，大枣
2颗，天麻10克，龙眼肉、枸
杞子、生姜各适量。

【**食材**】猪脑1个，猪瘦肉
100克，葱适量。

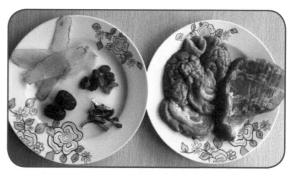

【**操作步骤**】将猪脑洗净，
表面上的红色膜撕掉，猪瘦肉
洗净斩件，入开水焯水，再
清水洗净；天麻、陈皮、枸杞
子、大枣、龙眼肉洗净，生姜
洗净切片，葱洗净切丝；将处
理过的猪脑、猪瘦肉、天麻、
陈皮、大枣、龙眼肉同入锅，
加水适量，用武火烧沸，改用
文火炖，炖至猪脑熟，临出锅
前10分钟下枸杞子，最后用盐
调味即成。

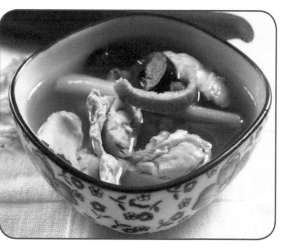

【**功效应用**】平肝熄风，化
痰降浊。肝阳上亢兼有痰浊者尤为适用。

【按语】猪脑和生姜，用开水飞水，可去腥味秽气，待用。

无花果杏仁汤

【药食同源】杏仁15克。

【食材】蜜枣5枚，无花果10粒，猪瘦肉200克，猪脊骨100克，胡萝卜100克。

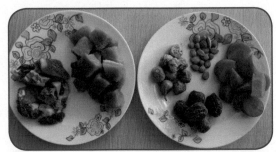

【操作步骤】猪瘦肉洗净，切成块；猪脊骨斩件洗净，猪瘦肉与猪脊骨飞水后洗净；胡萝卜洗净切块，同入砂锅内；再放入其他的食材药材，加水适量，煲至食材熟，加盐调味即可。

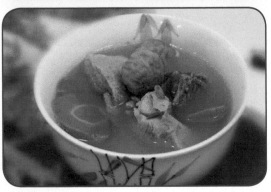

【功效应用】无花果清热，利于呼吸道系统；杏仁清痰行咳，润肺养颜；加上蜜枣，更是滋养的好方。

木棉花土茯苓煲猪腱肉

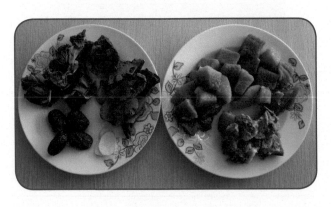

【药食同源】大枣（去核）10克，生姜2片。

【药材】土茯苓150克，干木棉花2朵。

【食材】猪腱肉500克，猪脊骨适量。

【操作步骤】❶猪腱肉洗净切丁，猪脊骨洗净剁块，同入开水焯去血水，洗净；❷土茯苓、干木棉花和大枣洗净；❸上述所有材料及姜片同入砂锅，加水适量，用武火烧沸，改用文火炖，炖至肉骨熟烂，用盐调味即成。

【功效应用】清热利湿，健脾。用于湿热内盛引起的口苦纳差、腹满乏力、疮疡痈毒、股癣等症状的调理；适合慢性肝炎、慢性胆囊炎以及痤疮、毛囊炎等疾病的调治；湿热体质者使用更佳；为各类人群暑湿季节常用调理品。

【按语】本品清热利湿为主，燥邪偏盛及阴虚体质者慎用。

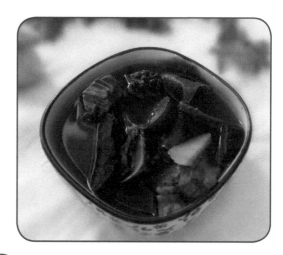

木瓜鲤鱼通乳汤

【药食同源】木瓜30克，生姜片3片，枸杞子3克，大枣2个。

【药材】通草20克。

【食材】鲤鱼1尾，鸡脚2只。

【操作步骤】❶木瓜清水浸泡洗净，通草、枸杞子、大枣用清水洗净，鲤鱼去鳞去鳃、去肠脏等，洗净。❷起锅放油，煎鲤鱼，煎至鲤鱼两面金黄色即可。鸡脚去脚趾，入开水烫一下，清水清洗一下。❸木瓜、通草、大枣、鲤鱼、鸡脚、姜片一起入锅，加入清水适量，武火煲沸后，改为文火煲1小时，加入枸杞子再煮15分钟，调入适量食盐便可。

【功效应用】清热利尿，通气下乳，健脾和胃。用于湿热淋证，水肿尿少，脚气，黄疸，咳嗽气逆，妊娠水肿，乳汁不下，胃痛，泄泻。

【按语】孕妇慎用。

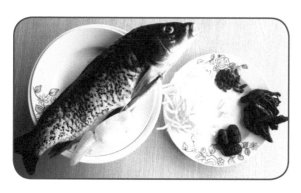

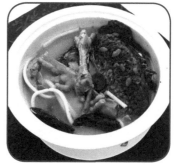

五指毛桃土茯苓炖猪骨汤

【药材】五指毛桃150克，土茯苓20克。

【食材】猪脊骨500克，老母鸡150克，蜜枣2枚。

【操作步骤】❶五指毛桃、土茯苓和蜜枣稍浸泡后洗净；猪脊骨、鸡斩件，洗净，汆水捞起；❷所有材料入炖盅，另外置一口锅于火上，水适量，用盐调味煮开，加入炖盅内，隔水炖2.5小时即可。

【功效应用】清热祛湿。用于暑湿或湿热所致的肢倦乏力，暑疖目赤，纳差身重，口苦面黄等症状调理。

【按语】本品补利兼施，阴虚体质者慎用。

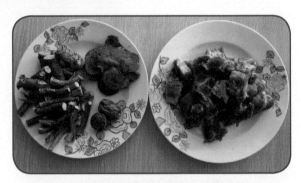

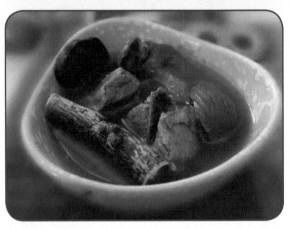

牛大力五指毛桃猪骨汤

【药食同源】枸杞子10克，大枣10枚。

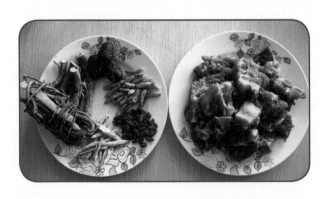

【药材】牛大力100克，五指毛桃100克，麦冬15克。

【食材】猪骨500克，胡萝卜100克。

【操作步骤】❶牛大力洗净切，五指毛桃根洗净（煮之前泡15～20分钟），猪骨洗净切成块，开水焯一下，清水洗净；胡萝卜洗净斩件，麦冬、大枣洗净；❷以上食材药材同入汤锅内放适量的水，开大火煮开，再转小火慢慢煲1~2小时；❸枸杞子在关火前15分钟下，关火前5分钟加盐即可。

【功效应用】祛痰化湿，舒筋活络，补虚润肺。用于风湿病，腰酸腿痛，肺结核等。

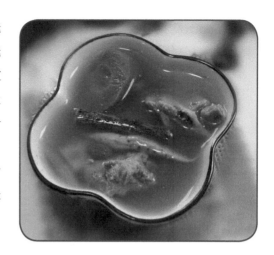

牛膝杜仲炖猪腰

【药食同源】生姜4片，枸杞子5克，龙眼肉10克，党参5克。

【药材】怀牛膝20克，杜仲12克。

【食材】猪腰1对（约150克），蜜枣2个，猪瘦肉100克。

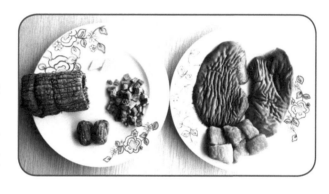

【操作步骤】猪腰洗净，把猪腰一片两半，去除中间的腰臊，剥去外面的薄膜，猪腰外面朝上放到菜板上，在表面切一条条约3毫米宽的平行线，再转一个角度也切约3毫米宽的平行线与刚才切的平行线成直角（切的时候不要把猪腰断

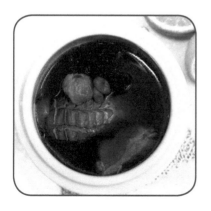

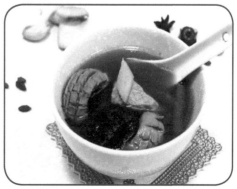

开），再切成约2厘米×4厘米的长方形；猪瘦肉洗净斩件，同入开水焯一下，清水洗净；其他材料洗净，所有材料同入炖盅，另外置一口锅于火上，加水适量，加盐、黄酒煮开，加入炖盅内，隔水炖2~3小时即可。

【功效应用】补肝肾，强腰膝。用于肝肾虚之腰痛，腰膝酸痛，下肢无力，头晕耳鸣，精疲乏力，小便频多，中风后的下肢痿软，步履不稳，腰椎肥大，骨质增生，肝肾两虚者。

水鱼石斛老鸭汤

【药食同源】生姜适量。

【药材】石斛5克。

【食材】水鱼1只，老鸭1只，猪瘦肉、金华火腿、盐、黄酒、高汤各适量。

【操作步骤】水鱼、老鸭、猪瘦肉洗净，斩件，入开水余烫，金华火腿切片，清水洗净备用；其他材料洗净，同入砂锅，猛火煮开，文火煮约1.5小时，调味后即可食用，饮汤食肉。

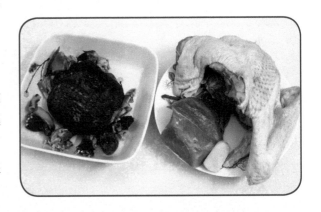

【功效应用】滋阴潜阳，健脾益气。用于脾胃气虚引起的食欲不振、肢体乏力或胃阴不足引起的舌干口渴、湿热不退、肺痨虚热干咳。

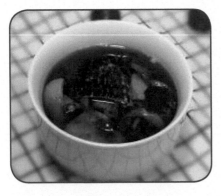

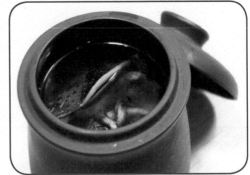

巴戟粟子猪尾汤

【药食同源】薏苡仁150克，陈皮3克。

【药材】巴戟天20克。

【食材】猪尾1斤，蜜枣、板栗各30克，鸡脚4只。

【操作步骤】巴戟天、陈皮、蜜枣、板栗洗净，薏苡仁清水浸泡30分钟，猪尾洗净剁块，鸡脚去脚趾，入开水焯一下，清水洗净；所有材料全部入锅，加水适量，大火煮开，小火慢炖，至猪尾熟烂，加盐调味即可。

【功效应用】肝肾不足，祛风湿。用于肝肾不足之腰膝无力，双膝关节酸痛，上下楼时酸痛，头晕耳鸣，阳痿尿频，舌淡苔白，脉细弱。

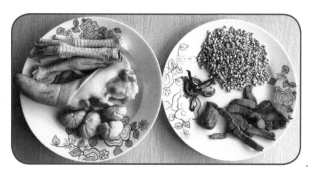

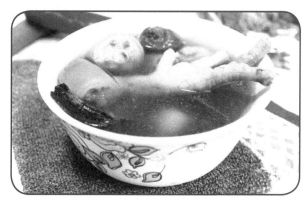

四物鸡汤

【药食同源】当归15克，生姜少许、大枣、枸杞子、龙眼肉、陈皮各适量。

【药材】川芎5克，炒白芍10克，熟地黄25克。

【食材】乌骨鸡1只，猪瘦肉、盐适量。

【操作步骤】将所有材料洗净，乌骨鸡洗净斩件，入

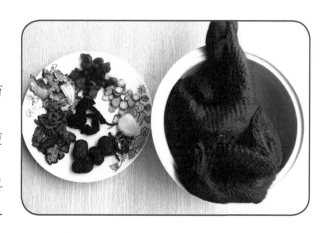

开水焯去血水，清水洗净，同入锅中，加水适量，砂锅上旺火烧开，去浮沫，加入盐、料酒改小火炖至熟烂，约1.5小时。入调料、香油，搅拌均匀即可。

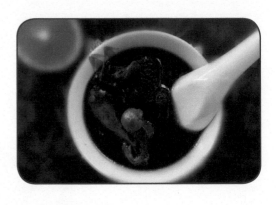

【功效应用】滋阴补血，增进血液循环，改善贫血引起的头晕目眩、脸色苍白、腰膝酸软等症状。

【按语】感冒、脾胃湿热、腹泻的人群不适合饮用。

白芷当归鲤鱼汤

【药食同源】黄芪10克，白芷15克，当归8克，大枣3粒，生姜3片，枸杞子5克。

【食材】鲤鱼1尾。

【操作步骤】各食材药材洗净，稍浸泡，大枣去核，鲤鱼宰杀洗净、去肠杂等，置油锅慢火煎至微黄；所有材料放进瓦煲里，加入清水适量，武火煲沸后，改为文火煲1小时，加入枸杞子再煮15分钟，调入适量食盐即可。

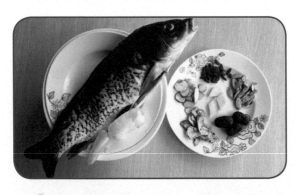
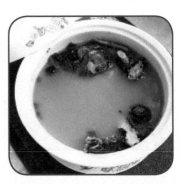

【功效应用】补益气血，通经活血，滋补肝肾，利水消肿。用于脾胃气虚，气虚水肿，血虚萎黄。

甘草肉桂牛肉汤

【药食同源】甘草10克，肉桂6克，生姜适量。

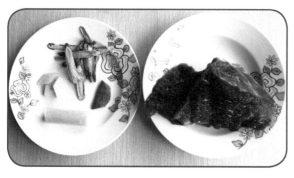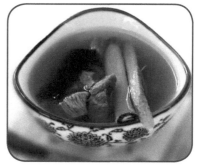

【食材】牛肉500克，葱适量。

【操作步骤】牛肉洗净斩件，入开水焯一下，清水洗净待用；甘草、肉桂洗净，葱切段，生姜去皮切片；上述材料同入锅中，加水适量，开大火煮开，再转小火慢慢煲1～2小时；关火前5分钟加盐调味，撒上葱花即可。

【功效应用】补脾胃，益气血，强筋骨，补火助阳，散寒止痛，温经通脉。用于脾胃虚弱，气血不足，肾阳不足、命门火衰之阳痿、宫冷、畏寒肢冷，阳虚中寒之脘腹冷痛、食少便溏，经寒血滞之痛经、闭经，寒疝腹痛，寒湿痹痛，腰痛。

生熟地煲脊骨

【药食同源】生姜2片。

【药材】生地黄50克，熟地黄50克。

【食材】猪脊骨400克，猪瘦肉250克，蜜枣10克。

【操作步骤】猪瘦肉洗净切丁，猪脊骨洗净剁块，同入开水焯去血水，洗净；生地黄、熟地黄、蜜枣和姜片洗净与肉料一齐入砂锅，加水适量，用武火烧沸，撇去浮沫，改用文火炖，炖至肉骨熟烂，用盐调味即成。

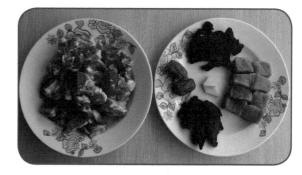

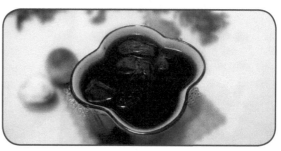

【功效应用】补血滋阴，补精益髓，润肠。用于血虚萎黄、眩晕、心悸、月经不调、崩漏，肾阴不足的潮热、盗汗、遗精，消渴，精血亏虚的腰酸脚软、头晕眼花、耳聋耳鸣、须发早白，阴虚肠燥便秘。

玉竹沙参乳鸽汤

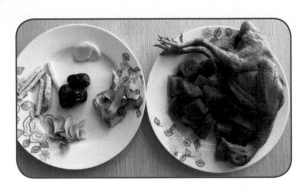

【药食同源】玉竹8克，百合6克，生姜2片，大枣3克。

【药材】北沙参6克。

【食材】乳鸽1只，瘦猪肉50克，绍酒2茶匙。

【操作步骤】乳鸽洗净斩件，瘦猪肉斩件，焯水洗净；玉竹、沙参、大枣、百合洗净同入砂锅，入生姜、绍酒及肉料，大火烧开，转小火煲，煲至乳鸽熟烂，精盐调味即可。

【功效应用】滋阴润肺，养胃生津，清心安神。用于肺燥咳嗽，阴虚劳嗽，阴虚外感，胃阴耗伤的舌干口燥，消渴，虚烦惊悸，失眠多梦，精神恍惚。

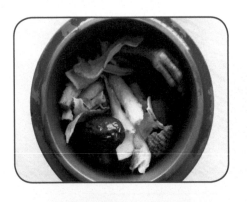

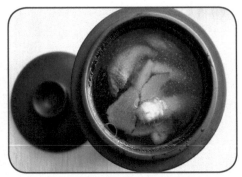

龙脷叶炖猪肉汤

【药食同源】龙眼肉适量。

【药材】龙脷叶15克，川贝母5克。

【食材】猪瘦肉50克。

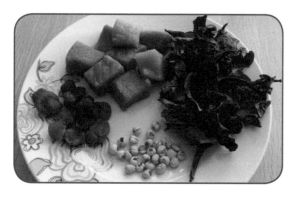 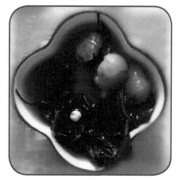

【操作步骤】猪瘦肉切丁入开水焯去血水，与川贝母、龙眼肉和龙脷叶洗净后同放入炖盅，另置一口锅于火上，加水适量，加盐煮开后，加入炖盅内，隔水炖2～3小时即可。

【功效应用】清肺胃之火，化痰润肺，利咽止咳消痰火；又具有润肠通便之功而治肠燥便秘。《岭南采药录》中载"治痰火咳嗽，龙脷叶和猪肉煎汤服之"。现以川贝母相须助力，更彰其效。

【按语】脾虚便溏者慎服。

龙眼乳鸽汤

【药食同源】党参20克，龙眼肉20克，枸杞子20克，当归5克，大枣5个，生姜4片。

【食材】乳鸽2只，猪瘦肉100克。

【操作步骤】各物洗净，药材稍浸泡，大枣去核，乳鸽宰杀洗净，猪瘦肉斩件，入开水焯一下，清水洗净。先把药材、猪瘦肉和姜片下瓦煲，将所有原料及清水入汤煲中，大火烧开，撇去浮沫，转小火煲，煲至乳鸽熟，入枸杞子再煮15分

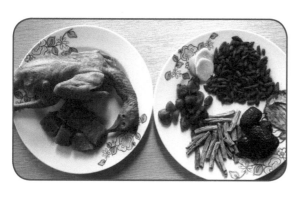 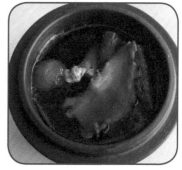

钟，精盐调味即可。

【功效应用】健脾益气，生津养血。用于脾胃虚弱，体倦乏力，饮食减少，血虚萎黄，头晕心慌。

【按语】❶本品鲜甜甘润可口，是冬冷春湿时的养生靓汤，尤宜女性与中老年人食用。❷经期不宜食用。

冬瓜莲子薏仁煲瘦肉

【药食同源】莲子6～8克，薏苡仁30克，大枣（去核）10克。

【药材】木棉花2朵。

【食材】冬瓜500克，猪瘦肉500克。

【操作步骤】莲子、薏苡仁泡水30分钟，冬瓜切块，猪瘦肉切丁入开水焯，清水洗净；木棉花、大枣洗净；锅内倒适量清水上火，放入所有食材药材，武火煮沸转文火煮烂，最后加盐即可。

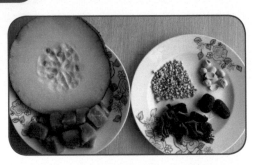

【功效应用】清热解毒，祛湿祛斑，养血美颜。用于因脾虚湿盛或血虚血热而引起的面生黄褐斑、蝴蝶斑等。

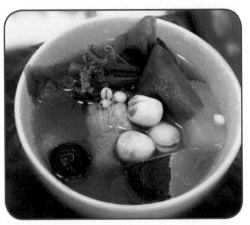

归参炖母鸡

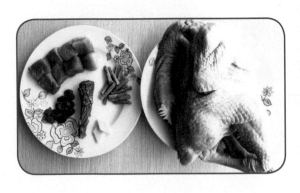

【药食同源】党参15克，当归15克，龙眼肉、大枣片、生姜各适量。

【食材】母鸡1500克，猪瘦肉100克，葱、料酒、食盐各适量。

【操作步骤】将鸡宰杀后除

中华精品药膳制作

净毛，剖腹去内脏，斩去头、爪，冲洗干净，猪瘦肉洗净入开水焯一下，清水洗净，将当归切片、党参浸泡洗净备用；当归、党参、龙眼肉、大枣、葱、姜同入炖盅；另外置一口锅于火上，加水适量，加盐、料酒煮开，加入炖盅内，隔水炖2~3小时即可。

【功效应用】补血益气，健脾温中。用于血虚气弱见面色萎黄、头晕、心悸、肢体倦乏等。亦用于慢性肝炎、贫血属肝脾血虚者。

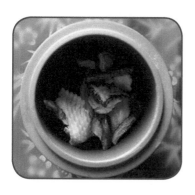 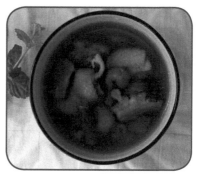

【按语】外邪未净及热性病患者不宜食用。党参不宜与藜芦同用；当归，月经过多、有出血倾向、阴虚内热、大便溏泄者均不宜食用。

丝瓜牡蛎汤

【药食同源】大枣、生姜片各适量。

【食材】丝瓜450克，牡蛎肉150克，湿淀粉、植物油、料酒、清汤、葱花、香油、食盐各适量。

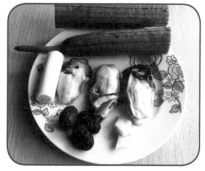

【操作步骤】❶丝瓜刮皮，洗净，切片；牡蛎肉入沸水锅中焯一下，清水洗净，剖成薄片；❷炒锅上火，油烧到六成热，下牡蛎片煸炒，烹入料酒、清汤，中火煮开，下丝瓜片、大枣、葱花、姜片，煮沸，加食盐，用湿淀粉勾芡，淋上香油，拌匀即可。

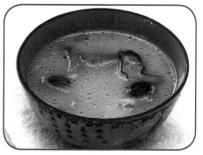

【功效应用】清热解毒，凉血和血，止渴降糖。用于糖尿病，前列腺炎，尿道炎病人日常调理等。

石斛参鸡汤

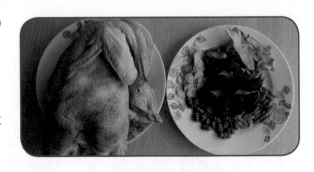

【药食同源】铁皮石斛10克，西洋参6克，玉竹10克，大枣8枚，龙眼肉适量。

【药材】麦冬10克。

【食材】老母鸡1只，盐适量。

【操作步骤】鸡洗净斩件，入开水焯一下，清水清洗备用；石斛洗净切小段，西洋参切片，麦冬、龙眼肉、玉竹和大枣洗净；所有材料同入锅，加水适量，用武火烧沸，撇去浮沫，改用文火炖，炖至鸡熟，最后用盐调味即成。

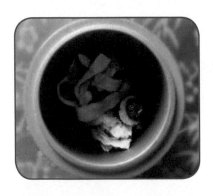
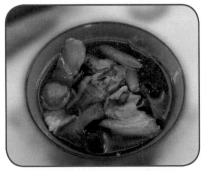

【功效应用】滋阴润肺，益胃生津。用于温热病后期低热不退、口干渴，久病体弱，神经衰弱，失眠等症。

百合玉竹山药炖甲鱼

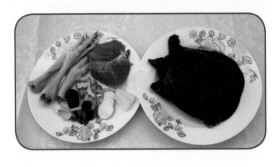

【药食同源】百合20克，玉竹10克，龙眼肉10克，山药200克，生姜2片，大枣、枸杞子各适量。

【食材】甲鱼1只（约500克），猪瘦肉200克，鸡脚2对。

【操作步骤】❶百合洗净浸泡30

中华精品药膳制作

分钟，大枣、枸杞子、玉竹、龙眼肉洗净，山药清水浸泡20分钟；❷甲鱼宰杀后斩件，冲洗干净，猪瘦肉切小块，鸡脚剁去爪尖，甲鱼、肉块、鸡脚均焯水，清水洗净；❸将所有原料入炖盅，另外置一口锅于火上，加水适量，加盐煮开，加入炖盅内，隔水炖2～3小时即可。

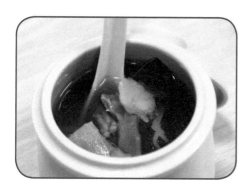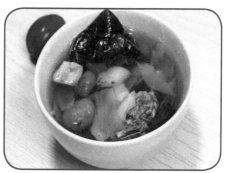

【功效应用】滋补肺肾，止咳平喘。用于肺肾两虚引起的久病咳嗽，咽干气短等症状的调理。

【按语】本品滋补为主，湿热、痰湿体质慎服。

虫草无花果炖排骨

【药食同源】枸杞子10颗，生姜4片。

【食材】虫草花10克，无花果4颗，排骨150克，猪瘦肉100克，盐少许。

【操作步骤】虫草花用清水浸泡2～3分钟，洗净；猪瘦肉洗净切丁，排骨洗净剁块，同

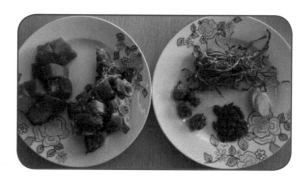

入开水焯去血水，洗净，无花果、枸杞子洗净，生姜去皮洗净切片，所有原料同入炖盅；另外置一口锅于火上，加水适量，加盐煮开，加入炖盅内，隔水炖2～3小时即可。

【功效应用】益肝肾，补精髓，止血化痰。用于眩晕耳鸣，健忘不寐，腰膝酸软，阳痿早泄，久咳虚喘等症。

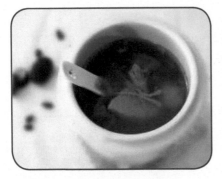
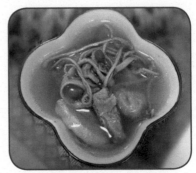

虫草炖老鸭

【药食同源】大枣10克，生姜4片，胡椒适量。

【食材】虫草花5克，老雄鸭1只，葱、黄酒、精盐各适量。

【操作步骤】❶老鸭去毛、内脏，冲洗干净，斩件，开水焯水，清水洗净备用；❷虫草花、大枣清水洗净；❸所有材料入炖盅，另外置一口锅于火上，加水适量，加盐、黄酒煮开后，加入炖盅内，隔水炖2～3小时即可。

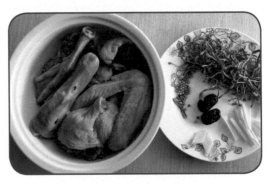

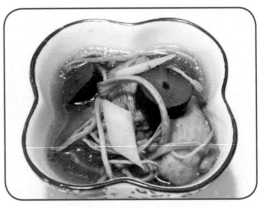

【功效应用】补虚损，益肺肾，止咳喘。用于病后虚损，身体羸弱，腰膝酸痛，阳痿遗精以及久咳虚喘，劳嗽痰血等。

【按语】外感表邪咳喘不宜使用。

当归生姜羊肉汤

【药食同源】当归15克，生姜5片，大枣、陈皮各适量。

【食材】羊肉500克，白萝卜150克，蜜枣1颗，葱段、食盐各适量。

【操作步骤】羊肉洗净斩件，开水焯一下，清水洗净待用；白萝卜洗净去皮，斩件；其他材料洗净，取砂锅入清水，所有材料入锅，猛火煮开，文火炖约1.5小时，至羊肉烂熟，调味后即可食用，饮汤食肉。

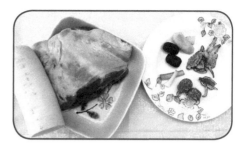

【功效应用】温中，补血，散寒。用于寒凝气滞引起的脘腹冷痛，寒疝疼痛，产后腹痛，阳虚体质。

【按语】口干口苦、咽喉肿痛及大便干结等人群慎用。

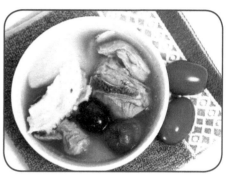

羊肉杜仲肉桂汤

【药食同源】肉桂1.5克，生姜5克，大枣10枚，陈皮适量。

【药材】杜仲8克。

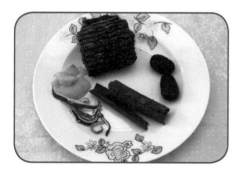
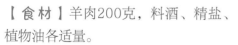

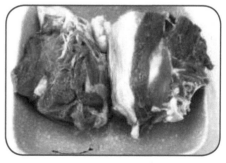

【食材】羊肉200克，料酒、精盐、植物油各适量。

【操作步骤】羊肉洗净斩件，开水焯一下，清水洗净待用；其他材料洗净。取砂锅入清水，所有材料入锅，猛火煮开，文火炖约1.5小时，至羊肉烂熟，

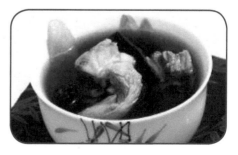

调味后即可，饮汤食肉。

【功效应用】温脾胃，助肾阳。用于脾阳虚引起的腰腿痛或酸软无力。

西洋参灵芝石斛乌鸡汤

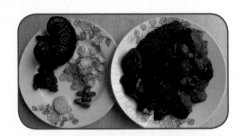

【药食同源】西洋参（花旗参）10克，石斛6粒，灵芝3片，龙眼肉、生姜各适量。

【食材】乌骨鸡半只，盐适量。

【操作步骤】❶乌骨鸡洗干净斩件，开水余烫，捞起洗净备用；❷用另外一口煲汤的锅，清水烧开，倒入乌骨鸡块，放入西洋参片、石斛、灵芝片、龙眼肉，拍扁后的生姜；❸大火烧开后转中小火慢慢煲约60分钟（若是瓦锅建议90～120分钟），食用前加入食盐调味即可。

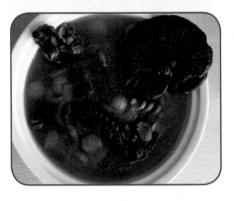

【功效应用】滋阴清热，护肝明目，滋阴润肺，清热生津，解酒护肝，健脾胃。用于气虚阴亏，虚热烦倦，咳喘痰血，内热消渴，口燥咽干，胃阴不足，食少干呕，病后虚热不退，阴虚火旺，骨蒸劳热，目暗不明，筋骨痿软，心神不宁，失眠心悸等。

【按语】脾胃虚寒者均禁服石斛。

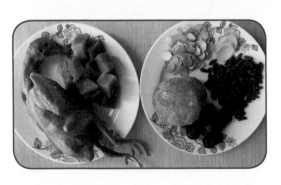

西洋参猴头菇炖乳鸽

【药食同源】西洋参10克，大枣（去核）10克，枸杞子5克，生姜2片。

【食材】猴头菇30克，乳鸽250克，猪瘦肉250克。

【操作步骤】西洋参、大枣、枸杞子洗净；乳鸽、猪瘦肉洗净斩件，入开水焯一下，清水洗净；猴头菇洗净，清水浸泡半小时。所有材料同入炖盅，另外置一口锅于火上，加水适量，加盐煮开，加入炖盅内，隔水炖2～3小时即可。

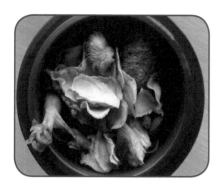 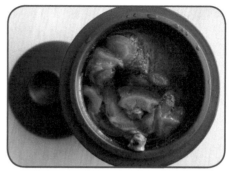

【功效应用】益气补虚，清热生津，健脾养胃。用于气虚所致食少便溏，倦怠乏力，疮疡不敛等症状的调理；慢性消耗性疾病，手术后，癌症，贫血，脑动脉硬化等疾病的调理；气虚体质；胃与十二指肠溃疡，慢性胃炎，消化道肿瘤；中、老年人群四季常用调补。

赤小豆冬瓜鲤鱼汤

【药食同源】赤小豆50克，胡椒10粒，生姜片3片，茯苓50克，枸杞子5克，粉葛适量。

【食材】冬瓜100克，鲤鱼1尾。

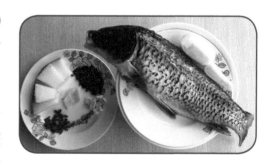

【操作步骤】❶将赤小豆洗净，加水浸泡半小时，冬瓜去皮切片，茯苓、枸杞子、粉葛洗净；❷鲤鱼去鳃、肠脏，洗净，起锅放油，煎鲤鱼，煎至鲤鱼两面金黄色即可；❸另置一口锅，加水适量，入鲤鱼、赤小豆、胡椒、生姜、茯苓、冬瓜、粉葛，先大火煮沸，改小火至赤小豆熟，加入枸杞子再煮15分钟，调盐即可。

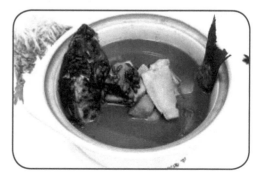

【功效应用】利尿消肿，解毒排脓。用于水肿胀满，脚气浮肿，面色㿠白，黄疸尿赤，风湿热痹，痈肿疮毒，肠痈腹痛。

花胶猪肚汤

【药食同源】胡椒10粒。

【食材】猪肚1具，花胶（鱼鳔）20克，白萝卜500克，香芹2～3根，花雕酒、盐各适量。

【操作步骤】猪肚用盐或醋多次清洗，刮去肥油，切小段，飞水后洗净；花胶油发3～5分钟，加入生粉抓洗去油，再洗干净；白萝卜洗净切丁，香芹洗净切小段；将猪肚、白萝卜、花胶、胡椒入砂锅，加花雕酒、水适量，大火煮沸，捞起浮沫，小火炖至猪肚熟烂，放入香芹，加盐调味5～10分钟即可出锅。

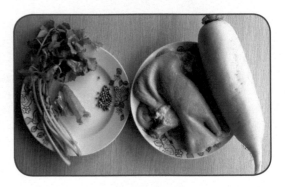

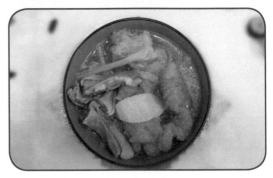

【功效应用】温补脾胃，补肾益精，滋养筋脉。用于脾胃虚寒，胃痛不舒，食少腹胀，泄泻，下痢，肾虚滑精，产后风痉。

鸡骨草瘦肉汤

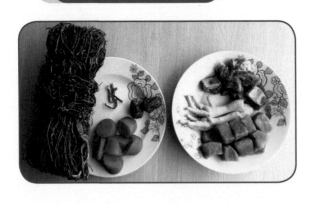

【药食同源】陈皮1小块。

【药材】鸡骨草30克。

【食材】猪瘦肉300克，蜜枣2个，鸡爪2只，猪骨100克，胡萝卜100克，盐适量。

【操作步骤】将猪瘦肉切丁，猪骨剁块入开水汆水，清水洗净。将鸡骨草、陈皮、胡萝卜和蜜枣洗净；煲内加入适量清水，所有食材药材入煲，用猛火煲开后改文火煲2小时，下盐调味即可。

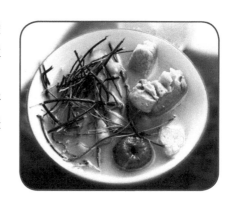

【功效应用】利湿退黄，清热解毒，疏肝止痛。用于湿热黄疸，胁肋不舒，胃脘胀痛，乳痈肿痛。

良姜炖鸡块

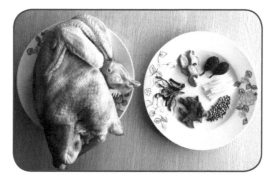

【药食同源】高良姜6克，草果6克，陈皮3克，胡椒3克，干姜3克，龙眼肉适量。

【食材】公鸡1只（约800克），葱、食盐等调料适量。

【操作步骤】鸡去毛及内脏，洗净斩件，焯水后洗净；其他材料洗净，所有材料都入炖盅，另外置一口锅于火上，加水适量，加调料煮开，加入炖盅内，隔水炖2~3小时即可。

【功效应用】温中散寒，益气补虚。用于脾胃虚寒，脘腹冷气串痛，呕吐泄泻，反胃食少，体虚瘦弱等；亦可用于风寒湿痹，寒疝疼痛，宫寒不孕，虚寒痛经等症。

【按语】本方专为脾胃虚寒、寒湿在中而设，汤味微辣香浓。肠胃湿热泄泻、外感发热，阴虚火旺者不可服食。

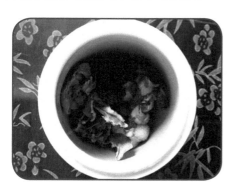

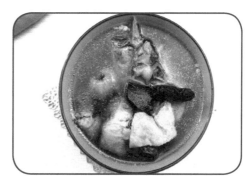

灵芝炖瘦肉

【药食同源】灵芝15克，黄芪15克，枸杞子30克，龙眼肉10克。

【食材】猪瘦肉500克，精盐、葱各适量。

【操作步骤】将灵芝、黄芪洗净润透切片，龙眼肉和枸杞子洗净，猪瘦肉洗净切丁再放入沸水锅内焯去血水，捞出用清水洗净；灵芝、黄芪、龙眼肉、猪瘦肉、葱同入锅中，注入适量清水。用武火烧沸，撇去浮沫，改用文火炖，炖至猪肉熟烂；入枸杞子再煮10~15分钟，用盐调味即成。

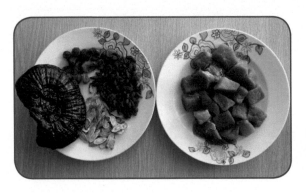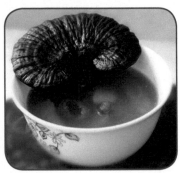

【功效应用】补肺益肾，养心安神。用于慢性肝炎见神经衰弱，失眠，食欲不振，血压不稳等症。

灵芝黄精炖蹄筋

【药食同源】灵芝10克，黄芪15克，黄精10克，陈皮3克，生姜、胡椒粉各适量。

【食材】猪（或牛）蹄筋100克，蜜枣1颗，精盐5克，料酒10毫升，葱、肉汤各适量。

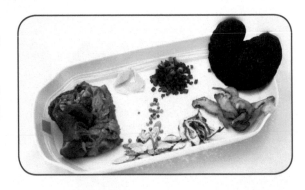

【操作步骤】灵芝、黄精、黄芪先分别洗净，用水润透，切片；葱、生姜略拍，蹄筋温水浸透发大，切段；将蹄筋、灵芝、黄精、黄芪、

蜜枣、葱、姜、陈皮、料酒同放入锅内，注入肉汤、清水，炖至蹄筋熟烂，用盐、胡椒粉调味即成。

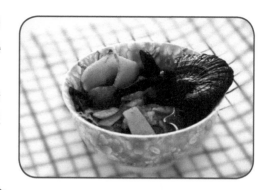

【功效应用】扶正固本，扶正祛邪，补脾益气。用于胸闷心悸，气短乏力，口咽干燥，自汗，头晕等。

沙参玉竹老鸭汤

【药食同源】玉竹60克，生姜2片，陈皮适量。

【药材】北沙参60克。

【食材】老鸭1只（约600克），猪瘦肉100克，蜜枣1个。

【操作步骤】❶北沙参、陈皮、蜜枣、玉竹洗净，老鸭洗净斩件，猪瘦肉洗净斩件，入开水焯水，清水洗净；❷把全部用料放入锅内，加清水适量，武火煮沸后，文火煲2小时，调味食用。

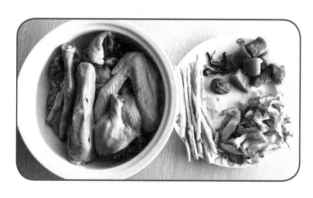

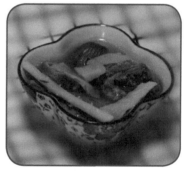

【功效应用】滋阴清补。用于肾阴不足之肠燥便秘，或肺阴不足之干咳劳热，或胃阴不足之渴饮烦躁等状。亦用于病后体虚或糖尿病属阴虚者。

【按语】对于素体虚寒、受凉引起的不思饮食、胃部冷痛、腹泻清稀、腰痛及寒性痛经以及肥胖、动脉硬化、慢性肠炎应少食；感冒患者不宜食用。

沙参玉竹煲猪展

【药食同源】玉竹100克，枸杞子5克，龙眼肉10克，党参5克。

【药材】北沙参100克，麦冬50克。

【食材】猪展500克，蜜枣2个。

【操作步骤】猪展洗净，斩件，入开水焯一下，清水洗净。其他材料洗净，同入砂锅，加水适量，大火煮开，小火慢煮，至猪展肉熟，加枸杞子再煮10~15分钟，加盐调味即可。

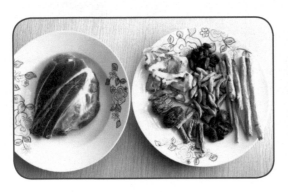
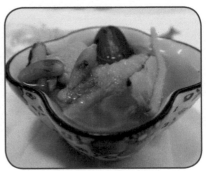

【功效应用】养阴清肺，益胃生津，补气血。用于肺热燥咳，劳嗽痰血，胃阴不足，热病津伤，咽干口渴，肠燥便秘，气血不足，面色萎黄，心悸气短。

芫荽豆腐鱼头汤

【药食同源】芫荽50克，生姜片10克。

【食材】豆腐200克，大鱼头1只（约500克），草菇3颗。

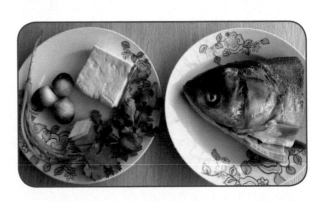

【操作步骤】芫荽洗净，豆腐改成小方块，草菇洗净切两半，大鱼头洗净、斩件后用少许盐拌匀，稍腌片刻；然后置锅于火上，入植物油、姜片、鱼头煎至金黄色，烹入绍酒，加沸水2000毫升，入豆腐，小火煮至奶白色，下芫荽、胡椒粉，用精盐调味即可。

【功效应用】辛温解表，益气生津。用于体虚外感引起的畏风乏力，鼻塞流涕，口干或口淡无味等症状的调理。

【按语】本品用于体虚外感，外感风热及湿热体质慎用。

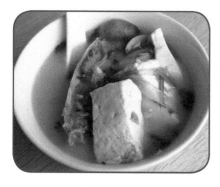 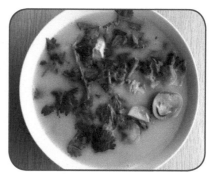

罗汉果八珍汤

【药食同源】罗汉果半个，西洋参20克，龙眼肉15克，杏仁20克。

【药材】龙脷叶50克，北沙参15克。

【食材】蜜枣6粒，猪瘦肉适量。

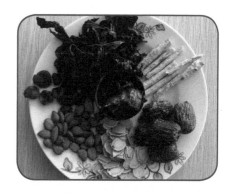

【操作步骤】猪瘦肉洗净，切块，入开水汆烫，清水洗净入砂锅；罗汉果、龙眼肉、龙脷叶、蜜枣、西洋参、杏仁、北沙参洗净入锅，加水适量，煲2.5小时至汤浓，加调味品，即可饮汤食肉。

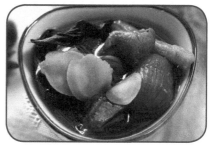

【功效应用】清热润肺，止咳平喘，益气，润肠通便。用于肺火燥咳，咽痛失音，气虚，肠燥便秘。

砂仁白术煲猪肚

【药食同源】砂仁10克，陈皮5克，胡椒粒3克，大枣（去核）10克，茯苓15克，当归15克，生姜15克。

【药材】白术30克。

【食材】猪肚300克，猪瘦肉250克，葱白1段。

【操作步骤】砂仁、白术、大枣洗净，陈皮浸泡30分钟后洗净；姜块去皮，切菱形；猪瘦肉洗净斩件，猪肚用盐或醋多次洗，刮去肥油，切小段，用沸水焯猪瘦肉和猪肚，冷水洗净。将所有材料及清水2500毫升入汤煲中，大火烧开，撇

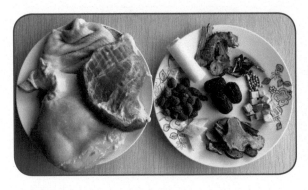
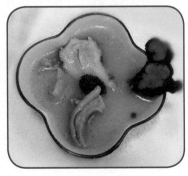

去浮沫，转小火煲2小时，精盐调味即可。

【功效应用】益气健脾祛湿。用于脾虚有湿引起的不思饮食，倦怠少气，腹满泄泻等症状的调理。

【按语】本品益气健脾利湿，药性偏温，湿热、阴虚体质者慎用。

砂仁牛肉

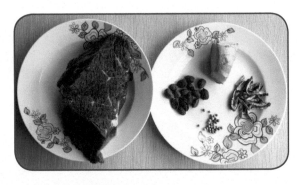

【药食同源】砂仁10克，陈皮3克，生姜3～5片，胡椒3克。

【食材】牛肉500克，葱适量。

【操作步骤】牛肉洗净斩件，入开水焯一下，然后清水洗净待用；砂仁、陈皮洗净，葱切段，生姜去皮切片；所有材料同入锅中，加水适量，开大火煮开，再转小火慢慢煲1～2小时，关火前5分钟加盐调味即可。

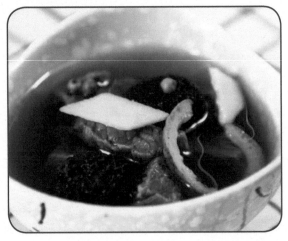

【功效应用】化湿开胃，温脾止泻，理气和中。用于湿浊中阻，脾胃虚寒，食欲不振，呕吐泄泻。

枸杞叶瘦肉汤

【药食同源】枸杞子5克，龙眼肉5克，生姜丝适量。

【食材】枸杞叶300克，猪瘦肉200克，草菇5个，盐适量。

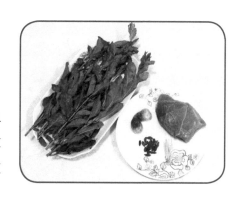

【操作步骤】❶摘取枸杞叶，所有材料洗干净；❷洗干净锅，放入龙眼肉、草菇、姜丝，猛火煮开，文火煮40分钟左右；❸放入枸杞子和已经切好的猪瘦肉，再煮10分钟；❹放入枸杞叶，放油、盐，再煮5分钟，即可。

【功效应用】滋补肝肾，益精明目，补气养血润燥。用于虚劳精亏，肾虚赢瘦，腰膝酸痛，眩晕耳鸣，阳痿遗精，内热消渴，血虚萎黄，目昏不明。

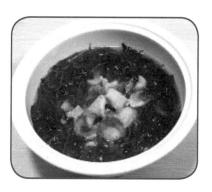

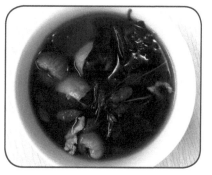

复元汤

【药食同源】山药50克，八角茴香1个，肉苁蓉20克，核桃仁2个，生姜、胡椒粉、花椒各适量。

【药材】菟丝子10克。

【食材】羊肉500克，羊脊骨1条，粳米100克，葱、料酒、盐

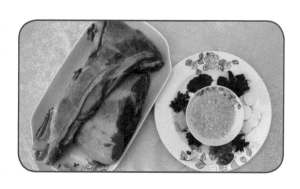

各适量。

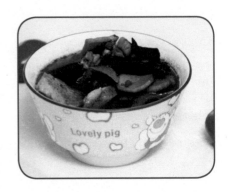

【操作步骤】❶将羊脊骨、羊肉洗净斩件，氽去血水，再洗净，将山药、肉苁蓉、菟丝子、核桃仁洗净，姜、葱白拍破。❷将药材、食物和粳米同时放入砂锅内，注入清水，武火烧沸，打去浮沫，再放入花椒、八角茴香、料酒，移文火继续煮，煮至肉烂为止。❸将肉、汤出锅装碗后，加胡椒粉、盐调味即成。

【功效应用】温中健脾，补肾壮阳，益气养血，润肠通便。用于肾阳不足，气血亏虚，虚劳羸瘦，阳痿不孕，腰膝酸软，筋骨无力，脾胃虚寒，食少反胃，泻痢，肠燥便秘。

莲子猪心汤

【药食同源】莲子60克，龙眼肉15克，陈皮、生姜片各适量。

【药材】太子参30克。

【食材】猪心1个，猪瘦肉适量。

【操作步骤】猪心切片，猪瘦肉切丁，焯水后洗净，莲子去心，太子参、龙眼肉、陈皮洗净，生姜切片；同入砂锅，加水适量，用武火烧沸，撇去浮沫，改用文火炖，炖至猪心熟，用盐调味即成。

【功效应用】益气健脾，止泻，止带，养心安神，补血。用于脾虚泄泻，带下，食欲不振，病后虚弱，气血不足，血虚萎黄，遗精，心悸失眠。

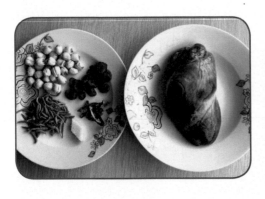

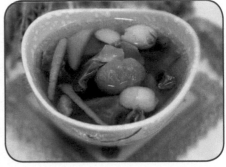

健脾四宝鸡汤

【药食同源】党参20克，当归10克，山药10克，枸杞子10克，龙眼肉、生姜适量。

【食材】鸡肉300克，猪瘦肉50克，葱、肉汤、精盐各适量。

【操作步骤】❶将党参、当归、枸杞子、龙眼肉都洗净，山药提前清水浸泡；❷葱洗净缠成小把，生

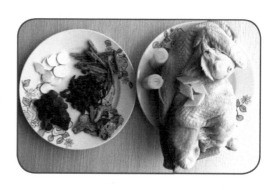

姜洗净拍碎；❸鸡肉和猪瘦肉洗净切成块，用开水焯一下，捞出，洗净，沥干水分；❹与党参、当归、山药、龙眼肉一同放入锅中，加肉汤、适量水，烧沸后撇去浮沫；❺加姜、葱，用文火炖至鸡肉将烂，入枸杞子再煮15分钟，捞出葱和生姜，用精盐调味，即可。

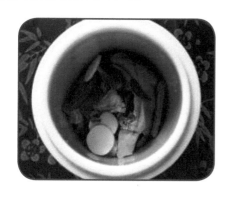

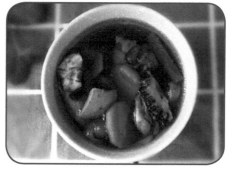

【功效应用】健脾益气，气血双补。用于气血不足，病后产后体虚，面色苍白，食欲不振，头晕目眩，倦怠乏力等人群。

【按语】邪气盛者慎用。

桔梗牛肉汤

【药食同源】桔梗10克，陈皮3克，甘草5克，胡椒3～5粒，龙眼肉适量。

【药材】北沙参10克。

【食材】牛肉200克，盐适量。

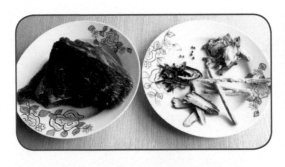
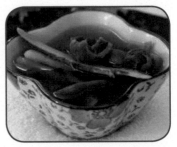

【操作步骤】牛肉洗净斩件，入开水焯一下，然后清水洗净待用，桔梗、陈皮、北沙参和甘草洗净；所有材料同入锅中，加水适量，开大火煮开，再转小火慢慢煲2~3个小时，关火前5分钟加盐调味即可。

【功效应用】宣肺，利咽，祛痰，排脓。用于咳嗽痰多，胸闷不畅，咽痛音哑，肺痈吐脓。

夏枯草煲猪肉

【药食同源】夏枯草20克，枸杞子10克，龙眼肉适量。

【食材】猪瘦肉50克，食盐适量。

【操作步骤】将猪瘦肉斩件，开水焯一下，夏枯草洗净入砂锅内，入猪瘦肉、枸杞子、龙眼肉，加水适量，大火煮开，文火炖至肉熟烂，加食盐调味即成，每日1剂，佐餐食肉饮汤。

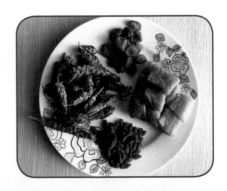

【功效应用】平肝清热，疏肝解郁。用于头痛，眩晕，目疼，耳鸣，烦躁，瘰疬痰核等。

【按语】本方性偏寒凉，脾胃虚寒，大便溏薄者慎用。

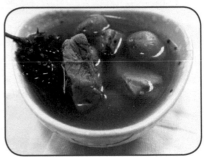

海底椰杏仁龙骨汤

【药食同源】南杏仁、生姜片各适量。

【药材】川贝母适量。

【食材】海底椰500克，猪骨500克，蜜枣、鸡脚各适量。

【操作步骤】蜜枣、川贝母、海底椰洗净，杏仁清水浸泡，去皮尖，猪骨和鸡脚洗净剁块，开水焯一下，洗净；所有材料入锅，加水适量，大火煮开，小火慢煮，至猪骨熟烂，加盐调味即可。

【功效应用】清热润肺，化痰止咳，滋阴补肾，润肠通便。用于咳嗽气喘，胸满痰多，肠燥便秘，还可润肺养颜、强壮身体。

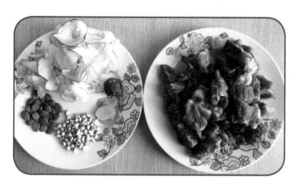
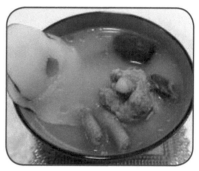

益智仁炖牛肉

【药食同源】益智仁10克，胡椒3克，生姜3~5片。

【食材】牛肉500克，葱2段。

【操作步骤】牛肉洗净斩件，入开水焯一下，然后清水洗净待用；将益智仁洗净，所有食材同入炖盅，另外置一口锅于火上，加水适量，加盐、黄酒煮开，加入炖盅内，隔水炖2~3小时即可。

【功效应用】温中散寒，暖肾固精缩尿，止泻摄唾。用于脾寒泄泻、腹中冷痛、口多垂涎、肾虚遗尿、小便频数、遗精白浊等症的食疗。

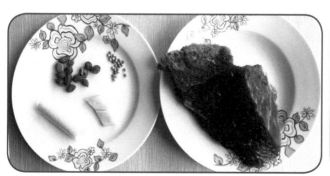
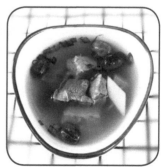

通草王不留行猪蹄汤

【药食同源】白芷25克，党参25克，当归40克，黄芪30克。

【药材】通草25克，王不留行25克，鳖甲50克。

【食材】猪蹄700克，盐适量。

【操作步骤】猪蹄洗净去毛斩件，沸水下锅3分钟焯水，过清水洗净，沥干备用；所有材料洗净，沥干水备用，同猪蹄同入砂锅，加水适量；用武火烧沸，改用文火炖，炖至猪蹄熟烂，用盐调味即成。

【功效应用】补益气血，通气下乳。用于乳汁不通或乳汁稀少症：妇女产后乳汁不通或乳汁稀少，有因寒、因热，或因脾胃素虚、肝气郁结所致，故有散寒泄热、健脾胃、疏肝解郁之治。

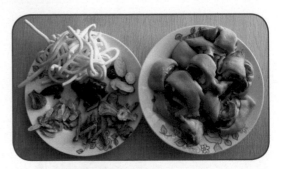

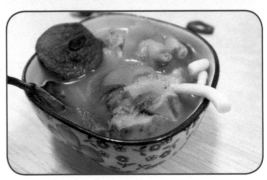

绵茵陈溪黄草煲猪腰肉

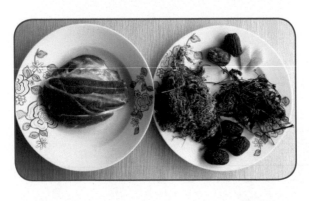

【药食同源】大枣15克，生姜2片。

【药材】绵茵陈20克，溪黄草10克。

【食材】猪腰肉500克，蜜枣2颗。

【操作步骤】绵茵陈、溪黄草、大枣（去核）洗净，猪腰肉切小块后焯去血污，洗净待用；将所有材料入砂锅，加水适量，大火煮开，捞起浮沫，转小火继续煮，至猪腰肉熟，加精盐调味即可。

【功效应用】清热利湿。用于肝胆湿热引起的口苦腹满、乏力倦怠、不欲饮食、黄疸等症状的调理；用于肝炎、胃炎、胰腺炎、胆囊炎等疾病的调治；用于湿热体质。

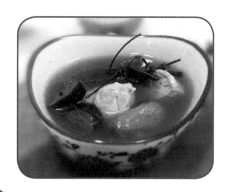

【按语】本品利水为主，过用伤阴，阴虚体质者慎用。

淮山枸杞苦瓜煲瘦肉

【药食同源】山药（淮山）300克，枸杞子10克，陈皮3克。

【食材】苦瓜300克，猪瘦肉500克，蜜枣15克，鸡脚1对。

【操作步骤】山药（淮山）、陈皮、枸杞子和蜜枣洗净，苦瓜洗净开边去瓤斩件，猪瘦肉洗净斩件，鸡脚去指甲斩件。除枸杞子外将所有材料及清水2500毫升入汤煲中，大火烧开，撇去浮沫，转小火煲熟，入枸杞子煮15分钟，最后加精盐调味即可。

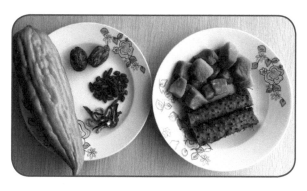 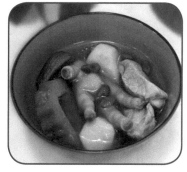

【功效应用】清热利湿，健脾。用于湿热内阻引起的腹满身困，口苦口黏等症状的调理。适用于糖尿病等疾病的调治。

【按语】本品清热利湿，为糖尿病患者常用，但辨证属阴阳两虚型者慎用。

淮扁茯苓炖瘦肉

【药食同源】山药20克，白扁豆50克，茯苓20克，生姜1片，龙眼肉5克。

【食材】猪瘦肉500克。

【操作步骤】猪瘦肉切丁，入开水焯去血水，山药浸泡30分钟，白扁豆、茯苓浸泡10分钟，与洗净的龙眼肉、姜片同放入炖盅；另外置一口锅于火上，水适量，用盐调味煮开，加入炖盅内，隔水炖2～3小时即可。

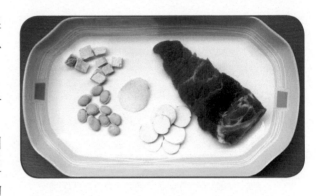

【功效应用】健脾益气利湿。用于脾虚有湿引起的乏力身困、不欲饮食等症状的调理；胃炎、消化道溃疡、肝炎等疾病的调治；气虚、痰湿体质者使用更佳；为各类人群四季尤其是春夏季常用调理品。

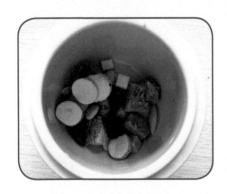 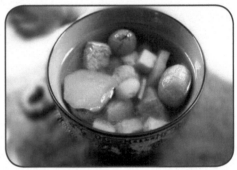

麻仁当归猪蹄汤

【药食同源】火麻仁60克，当归9克。

【食材】猪蹄肉500克，蜜枣5个，排骨100克，胡萝卜100克。

【操作步骤】猪蹄肉、排骨洗净斩件，焯水后洗净，胡萝卜洗净切丁；把全部

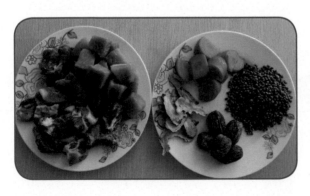 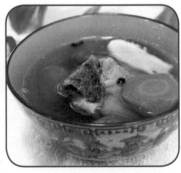

材料放入锅内，加清水适量，武水煮沸后，文火煲2小时，调味即可。

【功效应用】养血润肠。用于病后或老人及妇女产后，血虚津枯，症见便秘、便结难排者；亦可用于习惯性便秘属阴血不足、肠中燥结者。

猪肚汤

【药食同源】当归15克，大枣10克，胡椒3克，生姜片3~5片，芫荽适量。

【食材】葱段、猪肚各适量。

【操作步骤】猪肚洗净斩件，入开水焯一下，洗净；与当归、大枣、胡椒、姜片、葱段同入锅中，加水适量，大火煮开，小火慢煮至猪肚熟，加盐调味，加入芫荽上桌。

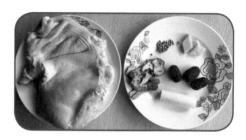

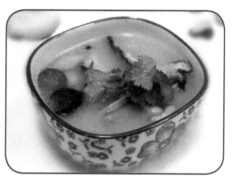

【功效应用】补中益气，补血活血，健脾胃，温中散寒。用于脾胃虚寒，胃痛不舒，呕吐，泄泻，食欲不振，胃下垂，血虚萎黄，眩晕心悸，月经不调，经闭痛经。

黄精熟地炖鸡

【药食同源】黄精15克，玉竹10克，大枣10克，枸杞子5克，陈皮3克，龙眼肉适量。

【药材】熟地黄10克。

【食材】鸡1只（约500克）。

【操作步骤】将黄精、熟地黄、玉竹、大枣、龙眼肉、枸杞子、陈皮洗净待用；鸡洗净斩件，入开水

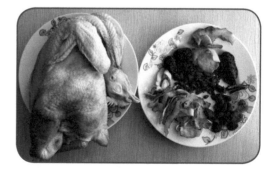

焯一下，清水洗净；将所有食材入炖盅，另外置一口锅于火上，加水适量，加盐煮开，加入炖盅内，隔水炖2~3小时即可。

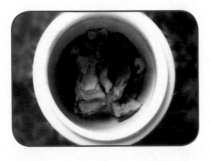
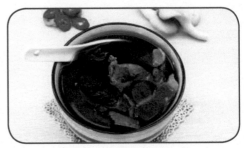

【功效应用】益气养阴，补肾益精，降血脂、血糖。用于脾胃虚弱，便秘，消瘦，纳差，高血脂，高血糖等症。

清补凉煲老鸭

【药食同源】山药、莲子、大枣、玉竹各15克，百合12克，枸杞子10克，薏苡仁30克。

【药材】北沙参15克。

【食材】鸭1只，蜜枣2枚，食盐适量。

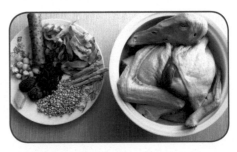

【操作步骤】宰杀老鸭，去毛洗净，将鸭身斩件，入开水焯一下，清水洗净；与洗净的沙参、山药、莲子、大枣、玉竹、薏苡仁、百合和蜜枣一起放入锅中，加水适量，大火煮开，小火煲至鸭肉熟，加枸杞子，煲15分钟，加入食盐调味即可食用。

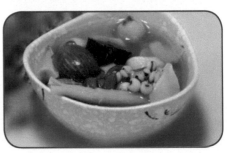

【功效应用】健脾止泻，养阴润肺，排脓，解毒散结。用于脾虚食少，泄泻便溏，肺热燥咳，劳嗽痰血，咽干口渴，热毒疮疖，失眠多梦。

续断杜仲煲猪尾

【药材】续断30克，杜仲30克。

【食材】猪尾1～2条，蜜枣1颗。

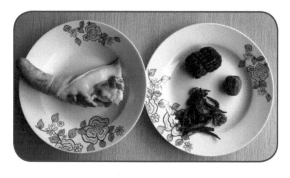 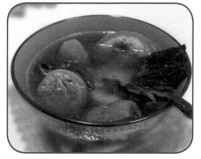

【操作步骤】猪尾去毛斩件洗净，焯水后洗净；与续断、杜仲、蜜枣共加水用瓦罐煮熟，放盐少许调味食用。

【功效应用】温肾壮阳。用于阳痿肾亏腰痛。

鲤鱼汤

【药食同源】生姜、白芍、当归各9克，茯苓12克，枸杞子3克。

【药材】白术15克。

【食材】鲤鱼1条（约重500克）。

【操作步骤】鲤鱼宰杀洗净，入锅煎鱼，煎至两面金黄色，捞出沥去油，待用；白术、白芍、当归、茯苓、枸杞子洗净，生姜去皮洗净，切片；将鲤鱼、白术、白芍、当归、茯苓、姜片同入锅中，加水适量，大火煮开，小火慢煮，至汤奶白色，加枸杞子再煮15分钟调味即可。

【功效应用】健脾养血，利水减肥。用于妇人肥胖，及小便不利、头晕、四肢浮肿者。

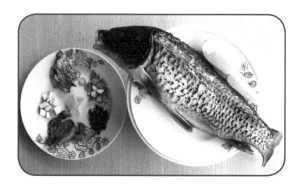 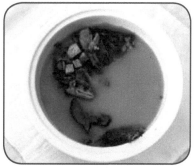

二
菜品

丁香鸭

【药食同源】肉桂5克，丁香5克，益智仁3克，陈皮、生姜各适量。

【食材】鸭1只（约1000克），卤汁、葱、冰糖各适量。

【操作步骤】❶丁香、肉桂、益智仁、陈皮同用水煎熬至沸，每次沸后约20分钟即可滗出药汁，连煎两次，收取药液约200毫升待用。❷鸭子宰杀后褪净毛，剖开腹，除去内脏，用清水冲洗干净；姜、葱洗净，拍破待用。❸锅内注入适量的

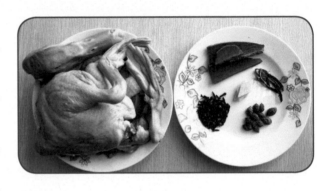

水，置武火上，加入姜、葱，放入鸭子，烧沸后撇去浮沫，改移文火上，加入药汁，盖上盖，保持微沸煮约15分钟，捞出鸭子待用，汤倒掉不用。❹卤汁倒入锅内烧沸后，再放入鸭子，用文火卤熟捞出，撇净浮沫。❺取适量的卤汁放锅内，加入冰糖炒化，再加食盐调好味，均匀地涂在鸭子的全身，然后再均匀地抹上芝麻油即成。上桌前斩件。

【功效应用】温中和胃，暖肾助阳。用于脾胃虚寒所致的胃脘冷痛，反胃呕吐，呃逆嗳气，食少腹泻以及肾阳虚之阳痿、遗精、下半身冷等。

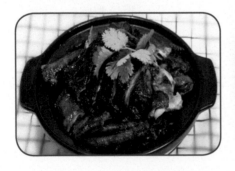

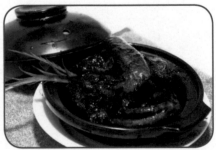

中华精品药膳制作

【按语】本方丁香、肉桂等药辛香温阳，力偏温补，作用较强，用量不宜过大。凡阴虚火旺、急性热病者不宜食用。

三七蒸鸡

【药食同源】枸杞子、生姜各适量。

【药材】三七20克。

【食材】母鸡1只（约1500克），葱、料酒、盐各适量。

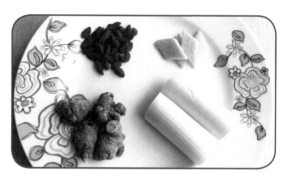

【操作步骤】将母鸡宰杀褪去毛，剁去头、爪，剖腹去肠杂，冲洗干净，三七浸泡后切薄片或磨粉；姜切片，葱切成大段，将鸡剁成长方形小块装盆，放入三七片（或粉）、枸杞子、葱、姜摆于鸡块上，加适量料酒、盐，搅拌均匀，放在盘中；用麻油封面，上笼蒸20分钟左右，出笼后拣去葱姜，吃肉，佐餐随量食用。

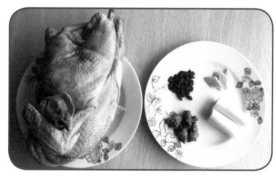

【功效应用】散瘀止血定痛，益气养血和营。用于产后、经期、跌打、胸痹、出血等一切瘀血之证。

【按语】孕妇忌服。

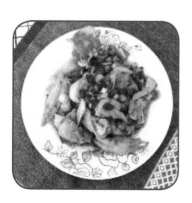

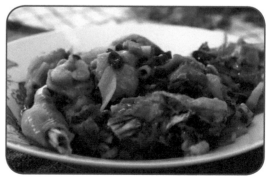

艾叶生姜煮蛋

【药食同源】艾叶10克，生姜15克。

【食材】鸡蛋2个，红糖适量。

【操作步骤】艾叶洗净，同生姜、红糖同入锅，入鸡蛋和清水适量，大火煮开，小火慢煮，至鸡蛋皮有茶色，可去皮继续煮，饮汁吃蛋。

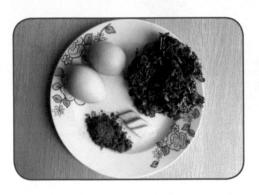 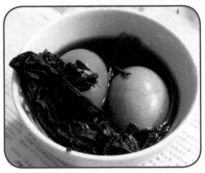

【功效应用】温经通脉，散寒止痛，暖宫调经。用于下焦虚寒所致的腹中冷痛，月经失调，血崩漏下，行经腹痛，胎漏下血，带下清稀，宫寒不孕等。

【按语】本方艾叶辛香而苦，性质温燥，用量不宜过大。凡属阴虚血热，或湿热内蕴者不宜食用。

四君蒸鸭

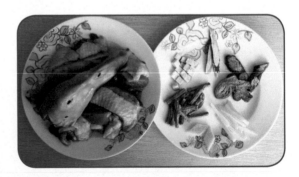

【药食同源】党参30克，茯苓20克，陈皮、甘草、生姜各适量。

【药材】白术30克。

【食材】嫩鸭1只，盐、葱、麻油、花雕酒各适量。

【操作步骤】党参、白术、茯苓清水洗净，用花雕酒浸泡；鸭洗净切小块，飞水后洗净，沥干水分，然后入炒锅，煸炒，至鸭皮金黄色，入生抽、老抽、姜片、葱、麻油、党参、白术、茯苓、陈皮、甘草、盐拌匀；放入盘子，麻油封面，上锅蒸15～20分钟，撒上葱花即可。

【功效应用】益气健脾。用于脾胃气虚，胃纳不佳，食少便溏。

归地焖羊肉

【药食同源】当归5克，干姜10克，陈皮3克。

【药材】生地黄15克。

【食材】羊肉500克，马蹄、白萝卜、黄酒各适量。

【操作步骤】羊肉洗净斩件，开水焯一下，清水洗净待用；马蹄、白萝卜洗净去皮，斩件，其他食材洗净；置砂锅于火上，加油，入干姜和羊肉，烹酒爆香，加入沸水及其他材料，用慢火焖至熟，调味，勾芡，出锅。

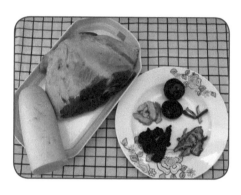
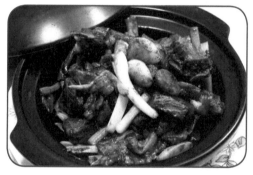

【功效应用】温通经脉，滋补气血。用于阳虚引起的瘦弱畏寒、面色无华、少腹冷痛、崩漏带下等症的调理。

【按语】本品温补气血，外感发热未愈及湿热体质者慎用。

虫草花枸杞子蒸乳鸽

【药食同源】枸杞子、生姜、胡椒粉各适量。

【食材】乳鸽1只，虫草花、葱、生粉、蚝油、白糖、料酒各适量。

【操作步骤】虫草花、枸杞子洗净；生姜去皮洗净，切菱形片；乳鸽洗净剁块；将虫草花、枸杞子、姜、葱、生粉、蚝油、胡椒粉、白糖、料酒同入大碗，

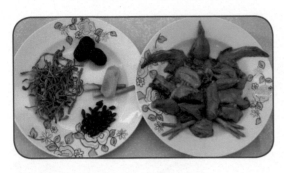
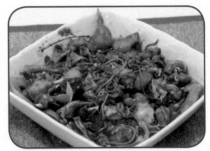

搅拌均匀，放在盘上，上笼蒸10分钟，撒上葱花即可。

【功效应用】温中益气，补肺肾，益肝，强筋健骨。用于虚劳羸弱，病后体虚，食少纳呆，反胃，表虚自汗，腰膝酸软，肝血不足，头晕，眼花等。

肉苁蓉蒸牛肉

【药食同源】陈皮3克，生姜5克，肉苁蓉20克，胡椒粉适量。

【食材】牛肉500克，盐、葱、鸡粉、白糖、生粉、麻油、生抽各适量。

【操作步骤】牛肉切片，肉苁蓉、陈皮用花雕酒泡软，姜切丝，牛肉用盐、鸡粉、白糖、胡椒粉、麻油、生粉腌制，药材和牛肉一起上锅蒸8~10分钟。撒上葱花，淋上热油、生抽。

【功效应用】补脾胃，补肾阳，益气血，强筋骨。用于脾胃虚弱，气血不足，肾阳不足，阳痿不举，腰膝酸软，筋骨无力，吐泻，痞积，水肿。

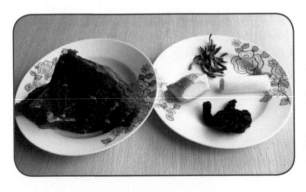
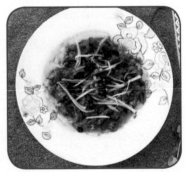

枣杞冬菇蒸鸡

【药食同源】大枣5个，枸杞子10粒，生姜片3克，胡椒粉适量。

【食材】干发冬菇150克，小母鸡400克，葱段3克，生抽、生粉、蚝油、绍酒、盐各适量。

【操作步骤】大枣去核洗净，枸杞子洗净，冬菇泡发洗净切件，小母鸡斩件，洗净沥水。将鸡块、大枣、枸杞子、生姜片、葱、盐、生抽、蚝油、绍酒入大碗拌匀，入菇件拌匀，加生粉、胡椒粉拌匀；最后加食用油封面，在盘子上铺平，用中火蒸8分钟，出锅撒上葱花即可。

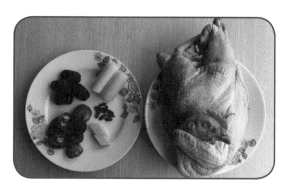 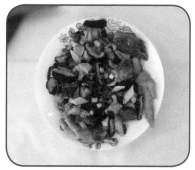

【功效应用】养血益气。用于血虚气亏引起的头晕乏力，面色无华，心悸失眠等。

【按语】本品养血益气为主，湿热、痰湿体质慎服。

昆布海藻煮黄豆

【药食同源】昆布30克，海藻30克。

【食材】黄豆100克。

【操作步骤】所有材料洗净，同入锅，加水适量，大火烧开，小火慢煮，至黄豆熟透，即可。食黄豆喝汤。

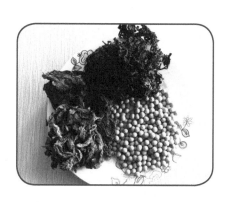 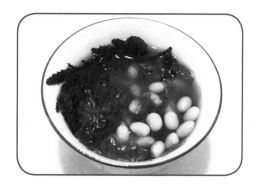

【功效应用】清热化痰，软坚散结，利水消肿。用于瘿瘤，瘰疬，痰多，水肿。也可用于动脉硬化，高血压，高血脂。

【按语】糖尿病、脂肪肝或早期肝硬化属于脾胃阳虚者，不宜服用。

胡八味牛肉

【药食同源】胡椒5克，荜茇3克，陈皮2克，草果2克，高良姜、干姜、生姜各3克，砂仁2克。

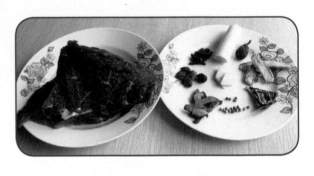

【食材】牛肉500克，鸡蛋白1个，葱、黄酒、生粉各适量。

【操作步骤】上述材料用黄酒泡软，斩碎，牛肉切片，厚度自定，用刀背拍松牛肉纤维，加入药材碎，加入盐、葱、鸡蛋白、生粉腌制，食用油封面，静置2小时（可放冰箱冷藏），锅下油，放入牛肉，煎熟即可。

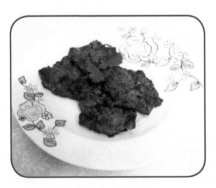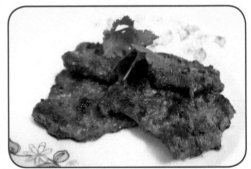

【功效应用】健脾补虚，温中止痛。用于脾胃虚弱、中焦寒盛所致的胃脘冷痛，呕吐溏泻，腹胀痞满，食少纳呆，消化不良，下利完谷，且伴有畏寒肢冷等症者。

【按语】本方为辛香温热之品，实热证、阴虚证不可食用，以防助热劫阴。

猪脚姜醋蛋

【药食同源】生姜300克。

【食材】猪蹄500克，鸡蛋4只，米醋3汤匙，甜黑醋、冰糖各适量。

【操作步骤】鸡蛋煮熟去壳备用。猪蹄洗净剁块，焯水后洗净备用；生姜去皮，洗净，晾干水分，切厚片，轻轻拍，以拍松纤维更入味；锅内入姜片，小火煸炒。炒至姜片微微发干，盛出待用；煲中放入冰糖，倒入甜黑醋，再倒入米醋，大火煲开后加入鸡蛋和猪脚；再倒入炒干的姜片，再次煲开；大火煲开后转小火，约小火2小时。

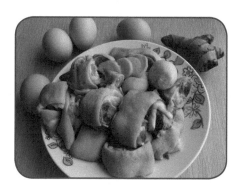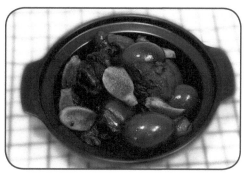

【功效应用】驱寒去湿，行气活血，健胃散寒，温经补血。用于产后缺乳等症。

【按语】有内热、大便干结和脾胃功能较弱的人群不宜食用。

葱豉烧豆腐

【药食同源】淡豆豉5克。

【食材】葱段、豆腐、生粉、酱油各适量。

【操作步骤】豆腐飞水，沥干水分；淡豆豉、油、酱油同入锅炒，再加入豆腐，煎熟至金黄色，加水勾芡，小火收汁，撒上葱花即可。

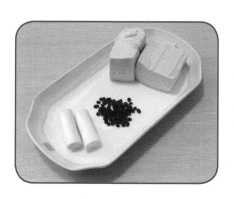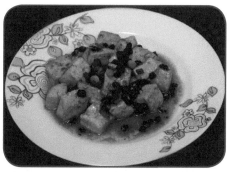

【功效应用】解表除烦。用于风热感冒，发热，口渴等症。

葱豉煮豆腐

【药食同源】淡豆豉20克。

【食材】葱白3茎，鲜豆腐250克。

【操作步骤】葱白切小片，豆腐改刀成小块；淡豆豉下锅，加水适量，煮开，再加入葱白、豆腐，继续煮30分钟，加盐调味即可。

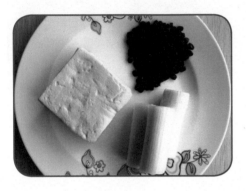 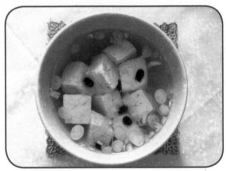

【功效应用】祛风解表，益气和中。用于脾胃虚弱者感受风邪所致的头痛、恶寒微热、鼻塞流涕等症。

【按语】本方药力较弱，感冒重症不宜用。

三 粥

山药薏仁芡实粥

【药食同源】芡实5克，薏苡仁5克，大枣5克，白扁豆5克，山药10克（鲜品50克）。

【食材】粳米100克。

【操作步骤】芡实和薏苡仁清水浸泡20分钟，粳米、大枣、白扁豆、山药同入锅中，

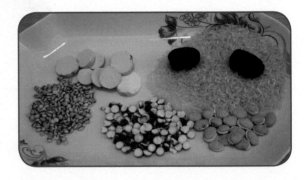

加水适量，大火煮开，小火煮至粥成即可。

【功效应用】健脾养胃，补肾涩精，祛湿止带。用于脾肾两虚或脾虚有湿致妇女带下清稀，男子遗精滑泄，以及健忘失眠、纳少便溏、倦怠乏力、形体羸瘦等。

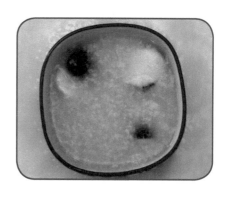

山药莲子养胃粥

【药食同源】山药50克，莲子50克，大枣30克。

【食材】小米200克，粳米200克。

【操作步骤】山药、莲子洗净泡水，大枣去核切片，其他材料洗净后，加入砂锅中，加水约2000毫升，武火煮沸后，改用文火慢慢熬煮至粥呈黏稠状。

【功效应用】健脾益胃。用于脾肾两虚之泄泻，腰膝酸软，食欲不振等症及病愈后调养。

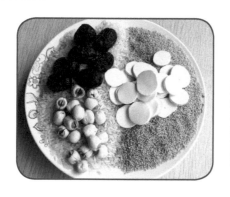

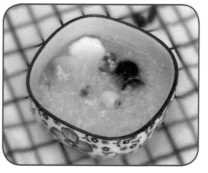

山药芡实粥

【药食同源】山药50克，芡实50克。

【食材】粳米50克，香油、食盐各适量。

【操作步骤】材料洗净，同入锅，加水适量，大火煮开，小火慢煮成粥，加盐等调味即可。

【功效应用】补益脾肾，除湿止带，固精止遗。用于脾肾两虚或脾虚有湿所致的女子

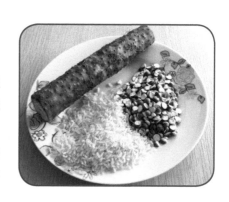

带下清稀，男子遗精滑泄，以及健忘失眠、纳少便溏、倦怠乏力、形体羸瘦等。

【按语】本方补涩力较强，凡湿热所致带下尿频、遗精白浊诸症，不宜服用。

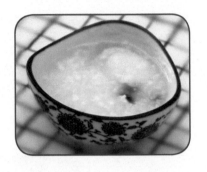

五仁粥

【药食同源】芝麻、核桃仁、桃仁、甜杏仁各10克。

【食材】松子仁10克，粳米200克。

【操作步骤】桃仁去皮、尖，炒，同芝麻、松子仁、核桃仁、杏仁一起洗净入锅，加水适量，煮开，加入淘洗好的粳米，小火煮至粥成即可。

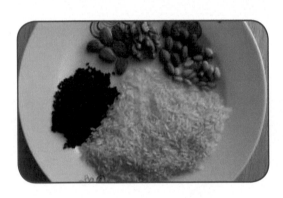
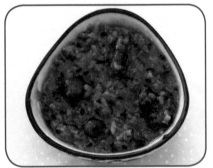

【功效应用】润肠通便，补益气血，止咳平喘。用于中老年人气血亏虚引起的习惯性便秘。

【按语】可将五仁打粉同粳米一起煎煮。

白术猪肚粥

【药食同源】白术30克，生姜少许，枸杞子、茯苓各适量。

【食材】猪肚1只，粳米60克。

【操作步骤】将猪肚洗净，切成小块，入开水焯一下，清水洗净；同洗净的枸杞子、茯苓、白术、生姜煎煮，入粳米同煮成粥。

【功效应用】健脾益气，燥湿利水，宁心。用于脾胃虚弱，消化不良，不思饮食，倦怠少气，腹部虚胀，水肿，大便溏泻不爽。

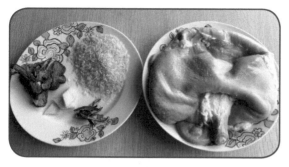
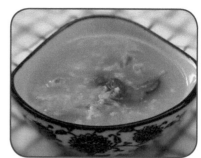

石斛粥

【药食同源】石斛10克，陈皮3克，枸杞子20克。

【药材】麦冬6克。

【食材】粳米200克。

【操作步骤】所有材料洗净；药材加水适量，煮开，加入粳米，文火熬煮，熬煮成粥即可食用。

【功效应用】滋养胃阴。用于胃阴亏虚证的各类人群，表现为胃痛隐作、灼热不适、食少口干、大便干燥等。

【按语】头身困重、口淡不渴、痰多质稠、大便溏泻、小便不利等症状者禁食。

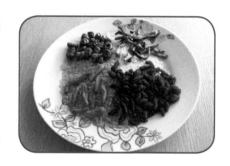

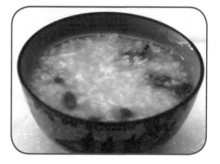

百及山药粥

【药食同源】山药60克，百合20克。

【药材】白及5克。

【食材】粳米50克，白糖或冰糖适量。

【操作步骤】百合、白及、山药及粳米洗净；同入锅加清水适量，开猛火煮滚后，改小火煨至粥熟，入白糖或冰糖融化即可起锅。

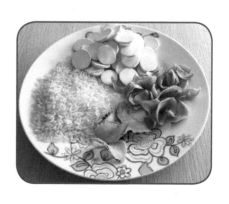

【功效应用】清热养阴，生津，润燥止咳。用于干咳、五心烦热、咽干口燥、痰少而黏或痰中夹血、颧红、午后潮热等，形瘦神乏者尤为适用。阴虚体质、易上火、咽干口燥者以及肺结核恢复期见有上述症状者，常服亦有良效。

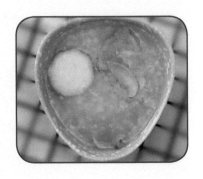

杞菊地黄粥

【药食同源】枸杞子20～30克，白菊花5～10克，大枣2颗，龙眼肉5克。

【药材】熟地黄15～30克。

【食材】粳米、冰糖适量。

【操作步骤】先将熟地黄、枸杞子煎取浓汁，加入粳米煮粥；待粥将成，加白菊花、大枣、龙眼肉继续煮，煮至粥成，下冰糖烊化即可。日服粥2次。

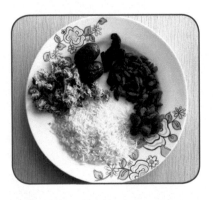 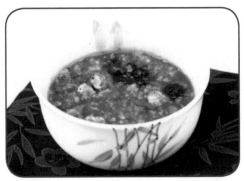

【功效应用】滋补肝肾，益精明目，补血滋阴。用于虚劳精亏，腰膝酸痛，眩晕耳鸣，阳痿遗精，内热消渴，血虚萎黄，目昏不明，盗汗遗精。

补血美容粥

【药食同源】黄芪4克，当归6克，桃仁2克。

【药材】川芎3克。

【食材】粳米100克。

【操作步骤】将川芎、当归、桃仁（水浸泡，去皮尖）、黄芪洗净，同放入锅内，加水适量，煎成药汁后加入洗过的粳米熬成粥。

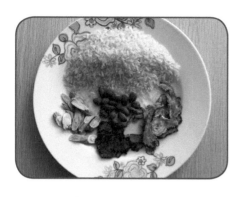
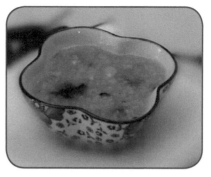

【功效应用】补血活血调经，益气，驻颜美容。用于气血不足，面色萎黄，跌扑肿痛，月经不调，经闭痛经，癥瘕腹痛，头痛，风湿痹痛。

【按语】孕妇、月经过多者忌用。

补虚正气粥

【药食同源】党参3克，炙黄芪30克。

【食材】粳米100克，白糖少许。

【操作步骤】将黄芪、党参用清水浸泡40分钟，入锅，大火煮沸入洗净粳米煮粥，粥成时加入白糖，搅拌均匀即可。

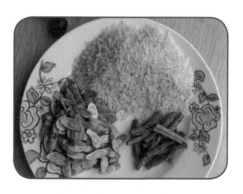

【功效应用】补正气，疗虚损，健脾胃。用于劳倦内伤，五脏虚衰，年老体弱，久病羸瘦，心慌气短，体虚自汗，脾虚久痢，食欲不振，气虚水肿等一切气衰血虚之证。

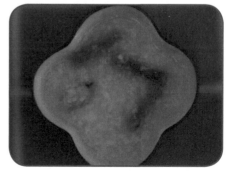

【按语】服药期间，忌食萝卜、茶叶。热证、实证者忌服。

杏仁川贝粥

【药食同源】杏仁10克，桔梗10克。

【药材】川贝母6克。

【食材】粳米100克，冰糖10克。

【操作步骤】❶杏仁去尖皮、备用，川贝母和桔梗洗净；❷杏仁、川贝母、桔梗同入锅，加水适量，煮沸后加入粳米；❸先用旺火烧沸，再改用小火熬煮；❹粥将成时入冰糖，调好口味，再稍焖片刻，即可盛起食用。

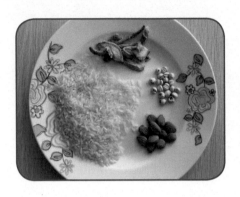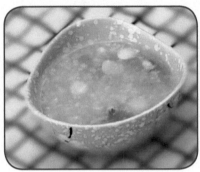

【功效应用】化痰止咳，清热润肺。用于肺热燥咳，干咳少痰，阴虚劳嗽及肺源性心脏病咳嗽痰多。

【按语】❶寒咳湿痰者慎服。❷杏仁不可与板栗、猪肉、小米同食。❸川贝母反乌头。

杏苏粥

【药食同源】甜杏仁、紫苏子各10克。

【食材】粳米50~100克，红糖适量。

【操作步骤】杏仁清水浸泡、去皮尖，杏仁和紫苏子同入锅中加水适量，先煎水，水煮开后，入粳米大火煮沸，小火煮至粥成，加入红糖调味即可。

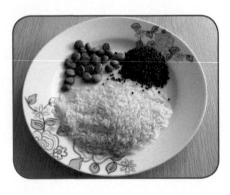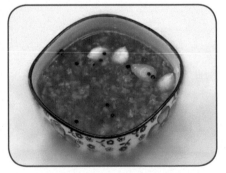

【功效应用】降气消痰，止咳平喘，润肠通便。用于便秘、痰壅气逆咳嗽证，症见咳嗽、气喘、痰多色白、胸脘痞闷等。

牡蛎枸杞瘦肉粥

【药食同源】牡蛎,枸杞子,生姜。

【食材】猪瘦肉,葱花,盐,粳米。

【操作步骤】牡蛎去壳洗净;猪瘦肉洗净斩件,入开水焯一下,洗净;生姜切片;粳米洗净,与牡蛎、猪瘦肉、生姜、枸杞子同入锅中,大火煮沸,小火慢煮成粥,加盐和葱花调味即可。

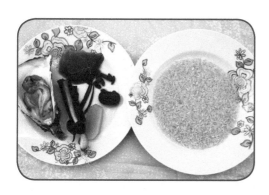 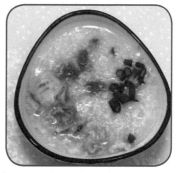

【功效应用】滋阴养血,安神,滋补肝肾,益精明目。治烦热失眠,心神不安,丹毒,虚劳精亏,腰膝酸痛,眩晕耳鸣,阳痿遗精,内热消渴,血虚萎黄,目昏不明。

香橼佛手粥

【药食同源】香橼30克,佛手30克,(炒)薏苡仁30克,(炒)山药30克,大枣数枚。

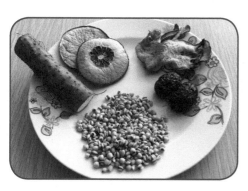 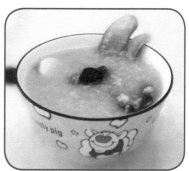

【操作步骤】将所有材料洗净，薏苡仁和山药清水浸泡20分钟，所有材料同入砂锅，大火煮开，小火煮熟即可。

【功效应用】疏肝理气，宽中，健脾养胃，补肾涩精。用于肝胃气滞，胸胁胀痛，脾虚食少，泄泻便溏，白带过多。

荜茇粥

【药食同源】荜茇5克，胡椒1克，肉桂2克，干姜1克，大枣1个。

【食材】糯米50克。

【操作步骤】荜茇、胡椒、肉桂、干姜、大枣（切片）洗净，同入锅中，煮沸，加入洗净的糯米，煮至粥成。

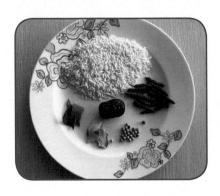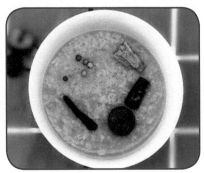

【功效应用】温中散寒，下气止痛。用于脘腹冷痛，呕吐，泄泻，寒凝气滞。

荆芥粥

【药食同源】荆芥5~10克，淡豆豉5~10克，薄荷3~5克。

【食材】粳米50克。

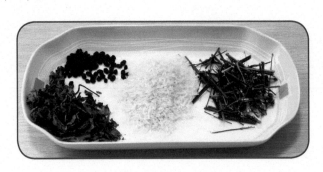

【操作步骤】所有材料洗净，淡豆豉先入锅煮水，煮开后加粳米，煮至粥将成，加入薄荷、荆芥，再煮沸即可。或用荆芥薄荷煮水。

【功效应用】疏风解表，利咽。用于伤风感冒见发热恶寒，头痛，咽痛等。

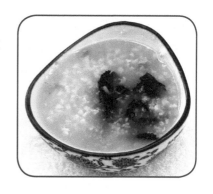

枸杞羊肾粥

【药食同源】枸杞子30克。

【食材】枸杞叶250克，羊肉60克，羊肾1个，粳米60克，葱白2茎，盐适量。

【操作步骤】羊肉洗净斩件，羊肾先剖成两半，去膜皮，切成片，漂洗净，切成小块，开水焯一下，清水洗净待用；枸杞叶、枸杞子洗净；羊肉、羊肾、葱白入锅，加水适量，大火煮开，加入粳米，小火慢煮至羊肉、粳米熟，再加入枸杞子煮10分钟，再入枸杞叶煮开，加盐调味即可。

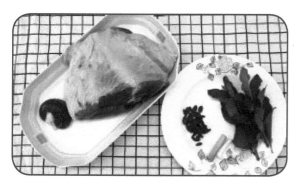

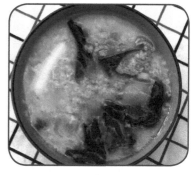

【功效应用】温肾阳，益精血，补气血。用于肾虚劳损，阳气衰败，腰膝冷痛，脚膝软弱，头晕耳鸣，视物昏花，听力减退，夜尿频多，阳痿等。

【按语】外感发热或阴虚内热及痰火壅盛者忌食。

健脾养胃粥

【药食同源】山药、大枣、薏苡仁、百合、茯苓各等份。

【食材】小米适量。

【操作步骤】薏苡仁、茯苓和百合先清水浸泡20分钟，其他材料洗净，同入锅内，加清水适量，旺火煮开后，文火熬煮成粥。

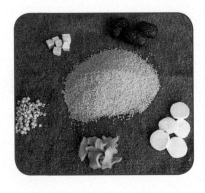
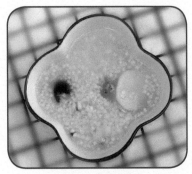

【功效应用】健脾益气，和胃调中。用于脾虚气弱，经常出现精神困倦、四肢软弱、气短懒言、头昏自汗、食欲不振、胃脘隐痛、便溏腹泻、舌质淡、苔白、脉缓无力等症状的人群。

桂浆粥

【药食同源】肉桂3克，干姜3克。

【食材】粳米50克，红糖适量。

【操作步骤】食材洗净，先下干姜，加水适量，煮开；再加入粳米，大火煮开，转小火慢煮，再加肉桂，煮至粥成，加入红糖搅拌均匀即可。

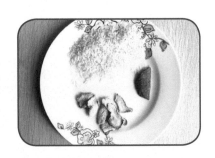

【功效应用】补肾阳，暖脾胃，散寒止痛。用于肾阳不足而致的畏寒肢冷，腰膝酸软，小便频数清长，男子阳痿，女子宫寒不孕等；或脾阳不振而致的脘腹冷痛，饮食减少，大便稀薄，呕吐，肠鸣腹胀；以及寒湿腰痛，风寒湿痹，妇人虚寒性痛经等症。

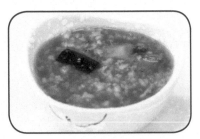

【按语】本方属于温热之剂，凡实证、热证、阴虚火旺的病人均不宜食用。另外，肉桂所含肉桂油易于挥发，故不宜久煎久煮。

麻仁紫苏粥

【药食同源】火麻仁50克，黄芪10克，紫苏子50克。

【食材】粳米250克。

【操作步骤】将黄芪、紫苏子、火麻仁洗净，同粳米入锅同煮成粥。

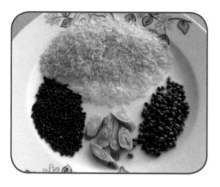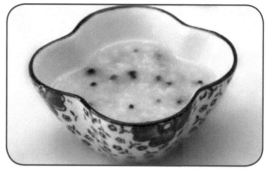

【功效应用】益气和胃，润肠通便。用于气虚乏力，肠燥便秘，行滞通痹，痰壅气逆，咳嗽气喘。

豉粥

【药食同源】淡豆豉15克，薄荷6克，生姜6克。

【食材】葱花3茎（切段），羊骨100克，粳米100克，精盐少许。

【操作步骤】羊骨洗净切段，开水焯一下，清水洗净待用；淡豆豉洗净煮水，水开后，加入清洗过的粳米、羊骨、生姜、葱花，大火煮开，小火慢煮至羊骨熟；再加入薄荷，再煮开，加盐调味即可。

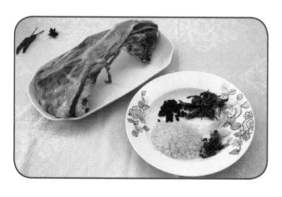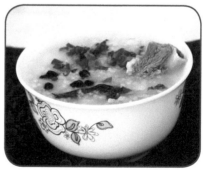

【功效应用】祛风，清热，解毒。用于疮疡初起，局部红、肿、热、痛，而脓尚未成者。

【按语】疮疡已成，或已化脓者忌用。

葱豉粥

【药食同源】淡豆豉20克，胡椒粉、生姜各适量。

【食材】粳米50克，葱、食盐、香油各适量。

【操作步骤】❶将葱白切成细丝，生姜切末，粳米用水淘洗干净，淡豆豉入锅中，加入1.5倍水煎煮20分钟，倒出药液，再加同量水煎煮20分钟；❷倒出药液，合并两次药液，粳米入锅中，加入淡豆豉药液和适量水，置火上用武火煮沸，改文火慢慢熬煮；❸待粥稠，加入葱白丝，再煮片刻，入食盐、胡椒粉、姜末，食用时加香油适量。每日1～2次，趁热食用。

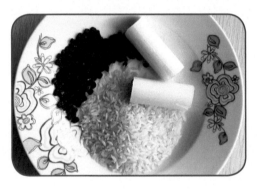 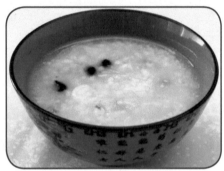

【功效应用】发汗解表，通阳解毒。用于风寒感冒。

薏苡仁粥

【药食同源】薏苡仁60克。

【食材】粳米60克，盐5克，香油3克。

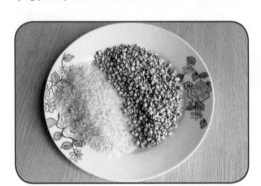 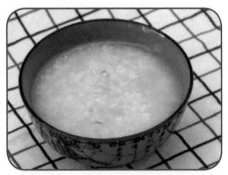

中华精品药膳制作

【**操作步骤**】将薏苡仁洗净，浸泡30分钟，粳米淘洗，同入煲内，加水适量，共煮为粥。粥熟后调入盐、香油，温热食之，日服2次。

【**功效应用**】健脾补中，渗湿消肿。用于水肿，小便不利；脾虚泄泻；湿痹筋脉挛急，四肢屈伸不利；肺痈吐脓痰及扁平疣等。

【**按语**】本粥为清补健胃之品，功力较缓，食用时间需长，方可奏效。大便秘结者及孕妇慎用。

四
茶饮

三子养亲茶

【**药食同源**】紫苏子、白芥子、莱菔子各3克。

【**操作步骤**】紫苏子、白芥子、莱菔子各用文火炒一下，不停翻炒，至有香味出来即可；三子同煎水，代茶饮。

【**功效应用**】降气化痰，止咳平喘用于痰涎壅盛咳喘证。用于咳嗽气喘，痰多气喘，痰多胸闷，纳少。

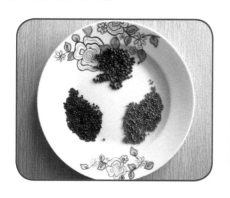
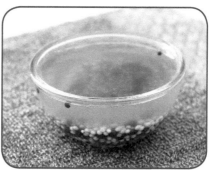

【**按语**】三子炒制应注意火候，不可过炒，否则影响疗效。

乌梅姜茶红糖饮

【**药食同源**】乌梅30克，生姜10克。

【**食材**】茶叶5克，红糖适量。

【操作步骤】将乌梅洗净，生姜洗净切丝，同茶叶、红糖共水煎，代茶饮。

【功效应用】健脾杀菌，涩肠止痢。用于脾虚泄泻，虚寒型痢疾等症。

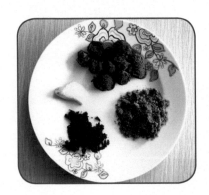 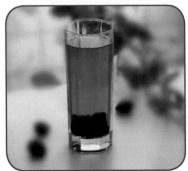

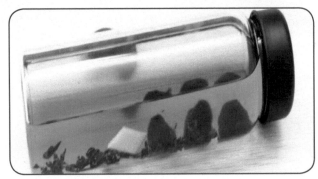

甘麦大枣茶

【药食同源】甘草20克，大枣10个。

【食材】小麦100克。

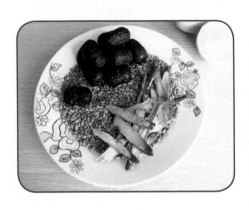 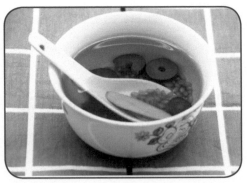

【操作步骤】将甘草洗净放入砂锅中，加清水500毫升，大火烧开，小火煎至200毫升，备用。大枣洗净，去杂质，同小麦一起入锅内，加水300毫升，用慢火煮至麦熟时，加入甘草汁，再煮沸后即可，代茶饮。

【功效应用】养心安神。用于心血不足引起的心神不宁，精神恍惚，失眠多梦等。

【按语】湿热、痰湿体质者慎用。

肉桂红糖茶

【药食同源】肉桂3～6克，桃仁5克，甘草5克。

【食材】红糖12克。

【操作步骤】桃仁浸泡后去尖、皮，同洗净的肉桂、甘草、红糖共水煎，代茶饮。

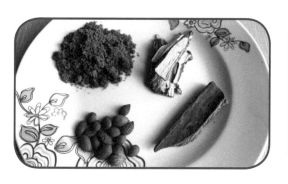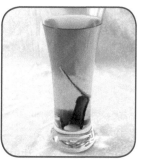

【功效应用】补火助阳，引火归元，散寒止痛，润肠通便，活血祛瘀，温通经脉。用于阳痿宫冷，腰膝冷痛，小便频数清长，肾虚作喘，虚阳上浮，眩晕目赤，心腹冷痛，虚寒吐泻，寒疝腹痛，痛经经闭，女子宫寒不孕，妇女产后腹痛。

玫瑰茉莉茶

【药食同源】玫瑰花6克，枸杞子、陈皮、代代花适量。

【药材】茉莉花6克。

【操作步骤】上述材料清水洗净，加沸水冲泡，代茶饮。时时频饮。

【功效应用】行气解郁，理气健脾，滋补肝肾。用于肝胃气痛，脘腹胀痛，不思饮食，腰膝酸痛，月经不调，恶心呕吐。

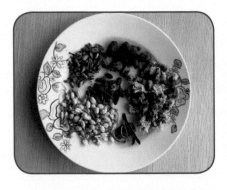
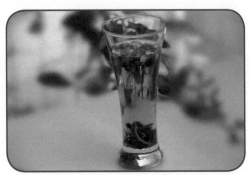

桑叶菊花山楂茶

【药食同源】菊花、金银花各30克，桑叶12克，山楂15克。

【操作步骤】菊花、金银花、桑叶、山楂同洗净，加沸水冲泡，代茶饮。

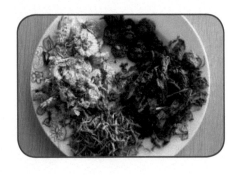

【功效应用】疏散风热，清肝明目，消食健胃，化浊降脂。用于风热感冒，头痛眩晕，目赤肿痛，眼目昏花，肉食积滞，胃脘胀满，泻痢腹痛，高脂血症，高血压，高胆固醇，动脉硬化等。

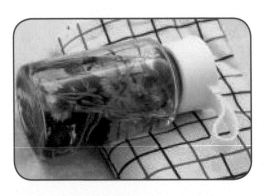
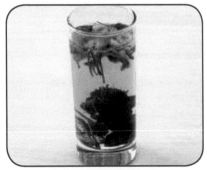

减肥茶

【药食同源】桑叶3克，荷叶6克，决明子3克，山楂5克，薏苡仁3.5克，陈皮1克。

【操作步骤】薏苡仁清水浸泡30分钟，薏苡仁、决明子、山楂先煎20分钟，再加荷叶煮10分钟，用煎好的水冲泡桑叶、陈皮，代茶饮。

【功效应用】利水渗湿，健脾消食，化浊降脂，清肝明目。用于脾虚泄泻，水肿，肝阳上亢，高血压，高血脂，肥胖。

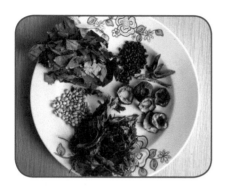 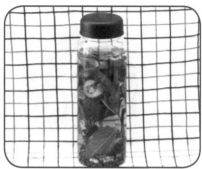

【按语】低血压人群不建议食用。

解酒方

【药食同源】葛根6克，菊花6克，陈皮1克，枸杞子6克，枳椇子5克。

【操作步骤】所有食材洗净，共煎水，代茶饮。

【功效应用】解酒毒，养肝明目。用于醉酒。

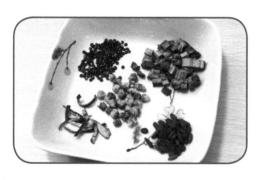 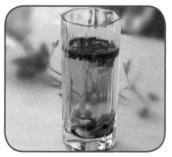

五 羹

百合银耳莲子羹

【药食同源】莲子20克，鲜百合25克（或用干百合），枸杞子1克。

【食材】干银耳3克，冰糖20克。

【操作步骤】干银耳清水浸泡至软，拣去老蒂及杂质后撕成小朵；莲子洗净清水浸泡至软，新鲜百合（干百合清水浸泡至软）瓣开洗净老蒂。将所有材料放入碗中，加适量水，入锅蒸半小时即可。

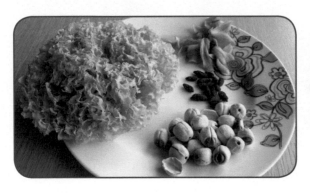
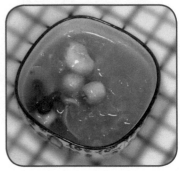

【功效应用】健脾止泻，益肾固精止带，养阴润肺，养心安神，养胃。用于病后体虚，肺虚久咳，劳嗽咯血，脾肾两虚之带下，气短乏力，虚烦惊悸，失眠多梦，精神恍惚，肾虚遗精、滑精。

青鸭羹

【药食同源】草果3个，赤小豆250克。

【食材】青头鸭（老雄鸭）1只，食盐、葱各少许。

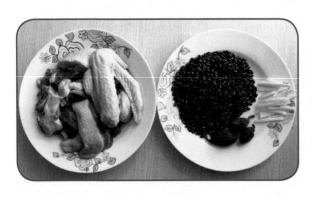
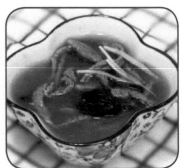

【操作步骤】青头鸭洗净，去皮切丝，炒锅略翻炒，加水适量，入草果、赤小豆，大火煮开，小火慢煮至赤小豆熟；倒入水淀粉，并不时搅动，再入葱继续

煮，最后加盐调味即可。

【功效应用】健脾开胃，利水消肿。用于脾虚水肿证，症见小便不利、不思饮食。

莲子大枣羹

【药食同源】莲子50克，大枣、龙眼肉各20克。

【食材】冰糖、淀粉适量。

【操作步骤】莲子、大枣（切片）、龙眼肉同洗净，加水适量，加冰糖，大火煮开，小火慢煮1小时后，加水淀粉，频搅动，以防止粘锅底，煮至黏稠状即可。

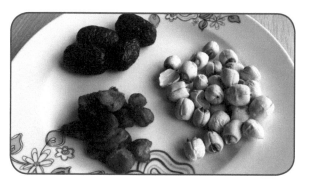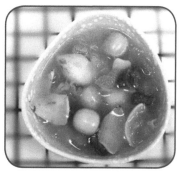

【功效应用】补血养心，健脾安神。用于心脾两虚所致的头晕眼花，神疲乏力，心悸怔忡，夜眠不安及神经官能症、贫血等。

六
其他类

芝麻糊

【药食同源】黑芝麻、核桃肉、桑葚各等量，枸杞子10克。

【操作步骤】黑芝麻、核桃肉、桑葚、枸杞子同碾碎，加水煮至糊状，不时搅拌以防锅底被糊。

【功效应用】用于肝肾不足所引起的头晕、眼花、便秘等。

双补膏

【药食同源】黄芪30克，山药、龙眼肉、茯苓各30克，甘草 10克，枸杞子20克，当归15克，大枣10枚。

【药材】白术20克，山萸肉15克。

【食材】龟苓膏适量。

【操作步骤】上述材料同洗净，切小粒或碾碎成小粒；同入砂锅，加清水1000毫升，大火煮开，小火煮至水500毫升，滤出，再加水700毫升，煮取约300毫升水，合并两次药液，文火熬煮，不停搅拌，成膏后装玻璃瓶，封存于冰箱内，时常直接食用或温水冲服。可用蜂蜜或白糖调味。

【功效应用】补气血，清热滋阴。

八宝饭

【药食同源】党参6克，芡实、山药、莲子、茯苓、薏苡仁、白扁豆各6克。

【药材】白术6克。

【食材】糯米150克，冰糖适量。

【操作步骤】所有材料洗净，放入锅中，加水适量，大火煮开，小火慢煮，至所有材料熟烂，加冰糖调味即可。

【功效应用】益气健脾，养生延年。用于脾虚体弱，食少，便溏乏力者。

【按语】阴虚津枯者不宜久服。

参考文献

[1] 范文昌 . 中医药膳食疗 . 北京：化学工业出版社 ,2018.

[2] 范文昌，梅全喜，李楚源 . 广东地产清热解毒药物大全 . 北京：中医古籍出版社 ,2011.

[3] 范文昌 . 封丘金银花 . 北京：中医古籍出版社 ,2014.

[4] 顾绍年 . 中医食疗药膳 . 北京：人民卫生出版社 ,2016.

[5] 梅全喜，张迎峰 . 艾蒿食疗百味 . 北京：人民卫生出版社 ,2016.

[6] 冷方南，王凤歧，王洪图 . 中华临床药师食疗学 . 北京：人民卫生出版社 ,1993.

[7] 黄兆胜 . 中华养生药膳大全 . 广州：广东旅游出版社 ,2004.

[8] 谭兴贵 . 中医药膳学 . 北京：中国中医药出版社 ,2003.

[9] 谭兴贵 . 中医药膳与食疗 . 北京：中国中医药出版社 ,2009.

[10] 谢梦洲 . 中医药膳学 . 北京：中国中医药出版社 ,2013.

[11] 郭金英 . 食物药膳学 . 河北：中国轻工业出版社 ,2012.

[12] 韦丽萍 . 中医药膳制作 . 广东：广东南大职业培训学院 ,2011.